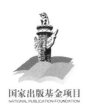

「十三五」国家重点图书出版规划项目

中医古籍名家点评丛书

总主编◎吴少祯

元·倪维德◎著

汪剑 和中浚◎点评

王兴伊 汪剑◎整理

原机启微

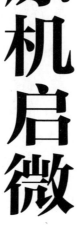

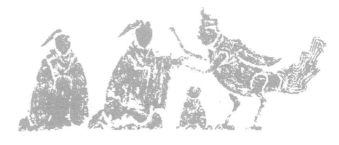

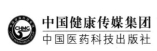
中国健康传媒集团
中国医药科技出版社

图书在版编目（CIP）数据

原机启微／（元）倪维德著；汪剑，和中浚点评．—北京：中国医药科技出版社，2021.11

（中医古籍名家点评丛书）

ISBN 978 - 7 - 5214 - 2756 - 1

Ⅰ.①原⋯　Ⅱ.①倪⋯ ②汪⋯ ③和⋯　Ⅲ.①中医五官科学－眼科学－中国－元代　Ⅳ.①R276.7

中国版本图书馆 CIP 数据核字（2021）第 217628 号

美术编辑　陈君杞

版式设计　南博文化

出版　**中国健康传媒集团** | 中国医药科技出版社

地址　北京市海淀区文慧园北路甲 22 号

邮编　100082

电话　发行：010 - 62227427　邮购：010 - 62236938

网址　www. cmstp. com

规格　710 × 1000mm $\frac{1}{16}$

印张　7 $\frac{1}{2}$

字数　98 千字

版次　2021 年 11 月第 1 版

印次　2021 年 11 月第 1 次印刷

印刷　三河市万龙印装有限公司

经销　全国各地新华书店

书号　ISBN 978 - 7 - 5214 - 2756 - 1

定价　**25. 00 元**

获取新书信息、投稿、为图书纠错，请扫码联系我们。

《中医古籍名家点评丛书》
编委会

出版者的话

　　中医药是中国优秀传统文化的重要组成部分之一。中医药古籍中蕴藏着历代名家的思维智慧与实践经验。温故而知新，熟读精研中医古籍是当代中医继承、创新的基石。新中国成立以来，中医界对古籍整理工作十分重视，因此在经典、重点中医古籍的校勘注释，常用、实用中医古籍的遴选、整理等方面，成果斐然。这些工作在帮助读者精选版本、校准文字、读懂原文方面发挥了良好的作用。

　　习总书记指示，要"切实把中医药这一祖先留给我们的宝贵财富继承好、发展好、利用好"，从而对弘扬中医药学、更进一步继承利用好中医药古籍提出了更高的要求。为此我们策划组织了《中医古籍名家点评丛书》，试图在前人整理工作的基础上，通过名家点评的方式，更进一步凸显中医古代要籍的学术精华，为现代中医药的发展提供借鉴。

　　本丛书遴选历代名医名著百余种，分批出版。所收医药书多为传世、实用，且在校勘整理方面已比较成熟的中医古籍。其中包括常用经典著作、历代各科名著，以及古今临证、案头常备的中医读物。本丛书致力于将现有相关的最新研究成果集于一体，使之具备版本精良、校勘细致、内容实用、点评精深的特点。

参与点评的学者，多为对所点评古籍研究有素的专家。他们学验俱丰，或精于临床，或文献功底深厚，均熟谙该古籍所涉学术领域的整体状况，又对其书内容精要揣摩日久，多有心得。本丛书的"点评"，并非单一的内容提要、词语注释、串讲阐发，而是抓住书中的主旨精论、蕴含深义、疑惑谬误之处，予以点拨评议，或考证比勘，溯源寻流。由于点评学者各有专擅，因此点评的形式风格也或有不同。但其共同之点是有益于读者掌握、鉴识所论医籍或名家的学术精华，领会临床运用关键点，解疑破惑，举一反三，启迪后人，不断创新。

　　我们对中医药古籍点评工作还在不断探索之中，本丛书可能会有诸多不足之处，亟盼中医各科专家及广大读者给予批评指正。

中国医药科技出版社
2017年8月

余序

作为毕生研读整理、编纂古今中医临床文献的一员，前不久，我有幸看到张同君编审和全国诸多相关教授专家们合作编撰《中医古籍名家点评丛书》的部分样稿。感到他们在总体设计、精选医籍、订正校注，特别是名家点评等方面卓有建树，并能将这些名著和近现代相关研究成果予以提示说明，使古籍的整理探索深研，呈现了崭新的面貌。我认为这部丛书不但能让读者系统、全面地传承优秀文化，而且有利于加强对丛书所选名著学验主旨的认识。

在我国优秀、靓丽的文化中，岐黄医学的软实力十分强劲。特别是名著中的学术经验，是体现"医道"最关键的文字表述。

《礼记·中庸》说："道也者，不可须臾离也。"清代徽州名儒程瑶田说："文存则道存，道存则教存。"这部丛书在很大程度上，使医道和医教获得较为集中的"文存"。丛书的多位编集者在精选名著的基础上，着重"点评"，让读者认识到中医药学是我国优秀传统文化中的瑰宝，有利于读者在系统、全面的传承中，予以创新、发展。

清代名医程芝田在《医约》中曾说："百艺之中，惟医最难。"特别是在一万多种古籍中选取精品，有一定难度。但清代造诣精深的名医尤在泾在《医学读书记》中告诫读者说："盖未有不师古而有济于今者，亦未有言之无文而能行之远者。"这套丛书的"师古济今"十分昭著。中国医药科技出版社重视此编的刊行，使读者如获宝璐，今将上述感言以为序。

中国中医科学院

余瀛鳌

2017年8月

目录 | Contents

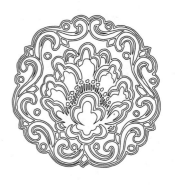

倪维德（1303—1377），字仲贤，晚年自号敕山老人，敕山吴人（今江苏苏州），元代著名眼科医家，著有眼科名著《原机启微》，时称"三吴名医"。《原机启微》共 2 卷，该书上卷载"眼科十八病"，论疾病之原；下卷载眼科 46 方及"君臣佐使"等制方原则。书中方药对后世影响很大，诸如著名的"羌活胜风汤""石斛夜光丸"等均出自该书。书中所论的"眼科十八病"在病因病机学上，亦有很高的学术价值。点评原文以首都图书馆馆藏明嘉靖二十一年壬寅（1542）刻本为底本，以上海中医药大学图书馆馆藏清代乾隆二十二年（1757）施氏明德堂刻本《眼科正宗原机启微》（简称"施本"）为参校本。

一、成书背景

根据《苏州府志·倪维德传》《吴县志·倪维德传》等史志记载，倪维德先祖原是宋代大梁（河南开封）人氏，曾祖倪昌嗣曾任宋和州防御史。南宋末年，其祖父倪秀文以医术游历至长江以南，并在苏州定居。其父倪鼎亨继承家学，以医术闻名于当时。至倪维德，倪氏家族已是在苏州三世业医，名噪一时。

倪维德生活于元末之时。前代眼科专书已有著名的《眼科龙木论》等。而此时的中医学术界，出现了医学革新气象，金元四大家先后引领学术风尚。但《太平惠民和剂局方》（简称《局方》）温燥治法方药的影响仍然很大，大多数医家墨守《局方》，滥用温燥方药的现象甚为普遍。另一方面，刘完素、张元素、张从正、李杲等医家学说已蔚然兴起，学术创新方兴未艾。与倪维德同时，亦有名医朱震亨发扬刘完素、张从正、李杲三家之说，反对滥用《局方》。当此之季，倪维德发扬刘、李、张三家之学，并将三家学说扩大到眼科专科范畴，其学术贡献，实不亚于丹溪之功。明代宋濂作倪维德墓碣铭云："浙河之东，有朱君彦修（朱丹溪），以斯学为己任，而三家之说益明。浙河之西，则府君（倪维德）奋然而起。盖与彦修不约而同，使泥《局方》者，逡巡退缩，不敢鼓吻相是非，而生民免夭阏之患者，二公之功盖多。彦修之殁，予已铭其墓。今府君之子，亦复惓惓为请。予安得固辞邪？因历序其行事而铭之。"

倪维德引刘、李、张三家之说，尤其是李杲眼科心法，著《原机启微》一书，不论是从理论还是从临证实践而言，皆可谓超迈前代眼科。

二、主要学术思想

1. "眼科十八病"说

历代眼科著作，大多将眼科病症概括为 72 症，或 81 症，或 108 症，如《秘传眼科龙木论》《银海精微》《审视瑶函》等。而《原机启微》则独树一帜，从病因病机着手，将传统的眼科杂症概括为 18 证，包括"淫热反克之病""风热不制之病""阴弱不能配阳之病"等，实际上是将病因病机相关的病证归纳为眼科的 10 余种新的病症体系，所论述的病因病机内容极其深透，不仅成为眼科病症的辨证纲领，对临床各科的辨治也具有纲领性的作用。

2. 眼科病因病机说

倪维德《原机启微》"十八病"以病因病机为病名，从病因病机角度逻辑严密地层层推进论述，将传统的眼科杂症概括为 18 证，是倪氏对眼科病因病机学说的高度概括，总结起来，主要包括以下几个方面特点。

（1）阴与阳：倪氏探讨病机，多从阴阳设论，常以阴阳之间的相互关系深究病理。他认为阴阳二者的偏盛偏衰是致病的根本因素，阴与阳应居于平衡状态。《原机启微》中，倪氏着重讨论了阳衰、阴弱、强阳实阴的阴阳三大病机。倪氏十分重视阳气于人体的重要性。《原机启微·阳衰不能抗阴之病》说："脾胃受伤，则阳气下陷，阳气下陷，则于四时一日五脏六腑之中，阳气皆衰。阳气既衰，则于四时一日五脏六腑之中，阴气独盛。阴气既盛，故阳不能抗也。"明确地指出了阳衰阴盛的病机原理，也体现了倪氏重视脾胃阳气的学术思想。脾胃阳气为生化之原，阳气既衰，则目无所生。与"阳衰不能抗阴"相对，倪氏又论述了阴弱不能配阳机制。倪氏认为劳役过多，耗伤心神，"君火以明，相火以位"，心神耗伤则心君不能导引心包络相火，相火便不守其位。相火盛则百脉沸腾，阴阳不能调济，阴不制阳，阳无所御，邪火上乘，发为内障。对于阴阳俱盛，在"强阳搏实阴"之病中，倪维德认为瞳神紧小的病因病机为：神水属肾，手厥阴心包络为相火，若相火亢旺，则阳强而阴实，火强搏水，水实而自收，发为瞳神紧小。

（2）气与血：《原机启微》中，倪氏论述病机，常以气血立论。他认为血属阴，其性本静，犹如地表的水泉，性虽静属阴，但流动运行是其趋势，流动运行为阳之用，故阴血之中蕴含属阳的运动，符合易理"坎中有火"的规律，是阴中有阳。如果五味太过，风、寒外伤，血液流动为邪气所阻，则凝聚经络，导致经络不通，引起瘀血目病，成"血为邪盛凝而不行之病"。倪氏论气之病机，则认为气为阳，其性主动，但气又犹如天空中的云雾，聚为形体，有聚合而相对宁静的一方面，故是为阳中有阴，符合易理"离中有水"之象。正常状态下，气属阳，其显现于外乃以动为性，但又含阴于内而静。如果气为纯阳，则动而不聚而耗散。由于目中神水为真气所聚，若气不聚而神水散，即发为目病。除气病、血病之外，亦还有气血合病。倪氏以天、地、云、水作譬喻，阐述了人体阴阳气血调和，从而流通无碍的重要观点。血为荣，气为卫，荣行脉中，卫行脉外，血与气当分而不混，通畅无碍，如果气血相混，杂而不分，那么就会出现气血阻滞，结而不去，留阻于皮肤经络间，致生"血气不分混而遂结之病"。

（3）风与火：风邪、火邪（热邪）是为倪氏重视的一组致病因素。在眼科目疾之中，风热为患极其常见，风性轻扬，易损高巅处之目，火性炎上，易与风邪相合，上犯清窍目珠。倪氏认为风有外风、有内风，风善行而数变，有运动动转之性，动转太过，而易于生火；风便是气，气有余便是火，风太甚则生火，所谓"风火同源"。故《原机启微》说："风动而生热，譬犹烈火焰而必吹，此物类感召，而不能违间者也。"对于热邪犯目，倪氏尤为重视。《原机启微·淫热反克之病》云："因生而化，因化而热。热为火，火性炎上。足厥阴肝为木，木生火，母妊子，子以淫胜，祸发反克。""淫热"即是火热太过，或热邪浸淫。木生火，肝木受火热所迫，故曰"反克"，是火反克木，淫热太甚，内扰于肝。"淫热反克之病"意为火热太盛，克于肝经。火性炎上，肝开窍于目，火热必易于循肝经上灼于目，导致目经火热为患，致生热性目病。足厥阴肝为木，木生火，"祸发反克"，则火邪盛于肝经，若热邪盛极生脓，则"热积必溃"。

3. 重视脾胃

倪维德受金元四大家之一李东垣的"脾胃学说"影响较深，他将东垣脾胃学说全面引进了眼科，这一特点在《原机启微》中较为明显地反映了出来。具体内容包括：重视脾胃与眼的密切关系，从脾胃论述眼科病症病机，宗东垣补中、升阳诸法论治眼病等。倪氏认为脾胃为戊己二土，主生化万物，为生生之原也。故七情五贼伤及人身"生机"，以脾胃为中心，以致生生之体不能为生生之用，则成七情五贼劳役饥饱之病。脾胃生化若绝，则五脏皆亏，从而导致光明不充，神光失用，发为目病。《原机启微》书中收录的医方，不少为李东垣原方，或为体现东垣补中益气、升阳散火等学术思想的医方，从脾胃来论治眼科疾患，如冲和养胃汤、益气聪明汤等。

三、学习要点

1. 注意从病因病机入手

"十八病"是《原机启微》最为重要的内容，也是该书最显著的特色。因此学习《原机启微》要从平常熟悉的眼科病名症状入手的常法向从认识眼科病因病机着手的要点转化，更多地关注揭示病症发病原因和机制的深层次理论，将其作为认识病症发病的要害，熟练掌握"原机十八病"的精蕴。如前文阐述，可从阴与阳、气与血、风与火等多个角度进行归纳、总结、掌握。

2. 注意学术思想的源流关系

《内经》理论和金元四大家中刘完素、李杲等人对倪维德影响较深，尤其是李杲的脾胃学说、阴火论、眼科心法。因此，学习《原机启微》还应联系李杲及金元诸家学说。可与《脾胃论》《内外伤辨惑论》《兰室秘藏》等医著参看，如《兰室秘藏》中的眼科部分。

3. 熟记名方

《原机启微》自元末问世以来，对后世眼科影响很大。一方面，后世不特眼科专著，一些大型的中医临证各科著作也对《原机启微》多加引述，甚至不少大型医学著作通篇收录该书。如明代医学名家薛己所著的《薛氏医案》，对前贤医书多有收录，其中便有《原机启微》全篇，并将《原机启微》作为眼科医书的代表。另外《古今医统大全》也全篇收录了《原机启微》。明末清初傅仁宇著眼科名著《审视瑶函》，亦将《原机启微》全文收录，并列入《审视瑶函》卷首。清代乾隆年间御医施世德以《原机启微》加按著《眼科正宗原机启微》。其余引述《原机启微》的眼科专著则不胜枚举。可见倪氏眼科对后世影响之深远。另一方面，倪维德所创制的眼科方剂对后世影响也很大，诸如眼科名方明目地黄丸、羌活胜风汤、竹叶泻经汤、石斛夜光丸、抑阳酒连散、还阴救苦汤、栀子胜奇散等均出自该书，为后世眼科沿用至今，不少也被当代《中医眼科学》教材所收录，在临床上行之有效，应当背诵记忆，熟练掌握。

4. 熟悉经络学说

本书中风热不制之病、奇经客邪之病、为物所伤之病等的发病部位与特点等皆与经脉循行有关。学习《原机启微》还需了解经络循行与眼部各分部之间的关系，掌握眼科发病与经络之间的关系。

汪　剑

2021 年 2 月 12 日

《原机启微》一书，敕山老人所著也。敕山吴人，生胜国①时，卒于洪武初，少受书碧山汤公，得其疏通知远②之旨，好积坟素③，多至五千卷，为重屋栖之。恣其探讨，以才博闻，或劝之仕，则曰贵富有命，不可强也。时元季④崩剥，意不欲仕乱世，故谩应云，晚置别墅于敕山，逍遥物外，自称敕山老人，人亦随称之。敕山尝读《黄帝内经》，慨然叹曰：穷而在下，可以济人利物者，其惟医乎。乃益发古今方书，研究而会通之。不数年，尽能工其术。其治人，无问贵贱男女，内外大小，凡所治咸效，专以慈仁为意，未尝邀报谢，故施惠博而道益尊。浙河之西，其声鍧然⑤震也。是书载治眼一科，书凡二卷。上卷论病疾之原，下卷论方剂之宜，以及君臣佐使、从逆反正之

---

① 胜国：已灭亡之国，后指前朝，这里指元朝。《周礼·地官·媒氏》："凡男女之阴讼，听之于胜国之社。"郑玄注："胜国，亡国也。"亡国谓已亡之国，为今国所胜，故称"胜国"。

② 疏通知远：通透而周全。《礼记·经解》："疏通知远，《书》教也"。

③ 坟素：指古代典籍。《三国志·魏志·管宁传》："敷陈坟素，坐而论道。"

④ 元季：即元代末年。

⑤ 鍧(hōng 轰)然：形容大声。

义。其说甚明，使人可按疾而治。治冈不奇效者，救山之用心如此，可谓仁矣。他所著方书，并行于世，不特专是科也。今之为医者，大抵守师说，如伤寒、内伤、带下、小儿，各专门自高，殊不能相通，此岂可与论玄命之奥哉。治眼绝无古传方，虽张仲景、李明之诸公，论医之详，庶几神妙，而于是犹略略也。后之学者无所师，故目疾为最难治。夫医者，意也，非其心明乎天人之际，察乎古今之变，卓然有所见焉，乌可以易言哉。是书析理精明，法制具备，文词尔雅，成一家言，殆有超乎方术之外者，虽达之为政可也。救山之学，其能以涯涘①窥乎。予旧藏写本，顾多讹谬，不敢轻以试人。南京太医院院判薛公新甫见之曰：此书予求之久矣，今幸见之先生所，请梓②焉以广其传，仍撰次已所见闻为一卷附于后。薛公亦吴人，以医显，生平著述甚富，藏之尚方③，副④在家集，能行其学人也。此书之传绝，且百余年，至新甫而复行，后之人日蒙利焉，新甫可谓同救山之用心矣。救山姓倪氏，名维德，其行事具宋太史墓铭，予但序是书之始末云。

嘉靖壬辰春南京礼部祠祭司主事长洲王庭书

【点评】序文介绍了倪维德生平以及本书的撰著缘起与主要内容，赞誉《原机启微》一书"析理精明，法制具备，文词尔雅，成一家言"。并可知明代名医薛己十分推崇本书，书后附录一卷为薛己撰次附入。

---

① 涯涘：边际，界限，尽头。这里形容倪维德学问高深，不可窥见其深浅。
② 梓(zǐ子)：印书的雕版。因雕版以梓木为上，故称。这里指制版印刷。
③ 尚方：古代制造帝王所用器物的官署，这里指官署。
④ 副：书籍、文献等的复制本。

卷之上

淫热反克之病

膏粱之变，滋味过也；气血俱盛，禀受厚也；亢阳上炎，阴不济也；邪入经络，内无御也。因生而化，因化而热，热为火，火性炎上。足厥阴肝为木，木生火，母妊子，子以淫胜，祸发反克①，而肝开窍于目，故肝受克，而目亦受病也。其病眵多紧涩，赤脉贯睛，脏腑秘结者为重。重者，芍药清肝散主之，通气利中丸主之。眵多、眊矂、紧涩、赤脉贯睛、脏腑不秘结者为轻。轻者，减大黄、芒硝，芍药清肝散主之，黄连天花粉丸主之。火盛，服通气利中丸。目眶烂者，内服上药，外以黄连炉甘石散收其烂处，兼以点眼春雪膏、龙脑黄连膏、嗜鼻碧云散攻其淫热，此治淫热反克之法也。非膏粱之变，非气血俱盛，非亢阳上炎，非邪入经络，毋用此也。用此则寒凉伤胃，生意②不上升，反为所害，病岂不治而已也。噫，审诸③。

【点评】以五行学说中木与火的生克关系论述了眼科火热证病因病机及证治。《阴符经》云："火生于木，祸发必克。"本节引述

---

① 祸发反克：语出道家经典《阴符经》："火生于木，祸发必克。"
② 生意：生机，生命力。
③ 诸：兼词，之乎。

《阴符经》之义，论述了淫热反克肝木，目生火病的病机。治疗上以芍药清肝散、黄连天花粉丸、通气利中丸等方清热泻火为治，且有点眼外治方。

风热不制之病

风动物而生于热，譬以烈火焰而必吹，此物类感召而不能违间者也。因热而召，是为外来，久热不散，感而自生，是为内发。内外为邪，惟病则一，淫热之祸，条已如前。益以风邪，害岂纤止①，风加头痛，风加鼻塞，风加肿胀，风加涕泪，风加脑巅沉重，风加眉骨酸疼，有一于此，羌活胜风汤主之。风加痒，则以杏仁、龙胆草，泡散洗之。病者有此数证，或不服药，或误服药，翳必随之而生。翳如云雾，翳如丝缕，翳如秤星。翳如秤星者，或一点，或三四点，而至数十点。翳如螺盖者，为病久不去，治不如法，至极而至也，为服寒凉药过多，脾胃受伤，生意不能上升，渐而至也。然必要明经络，庶能应手。翳凡自内眦而出，为手太阳、足太阳受邪，治在小肠、膀胱经，加蔓荆子、苍术，羌活胜风汤主之。自锐眦客主人②而入者，为足少阳、手少阳、手太阳受邪，治在胆与三焦、小肠经，加龙胆草、藁本，少加人参，羌活胜风汤主之。自目系而下者，为足厥阴、手少阴受邪，治在肝经、心经，加黄连，倍加柴胡，羌活胜风汤主之。自抵过③而上者，为手太阳受邪，治在小肠经，加木通、五味子，羌活

---

① 害岂纤止：祸害岂止一点。纤，细小。
② 客主人：经穴别名，出《灵枢·经脉》，《针灸甲乙经》作上关穴别名，属足少阳胆经。
③ 抵过：据上下文意及医理，当为手太阳小肠经的穴位，所指不详。

胜风汤主之。热甚者，兼用治淫热之药。嗜鼻碧云散俱治以上之证，大抵如开锅盖法，嗜之随效，然力少而锐，宜不时用之以聚其力。虽然始者易而久者难，渐复而复，渐复而又复可也。急于复者则不治。今世医用磨翳药者有之，用手法揭翳者有之。噫！翳犹疮也，奚斯愈乎。庸者用此，非徒无益，增害犹甚。愚者受此，欣然而不悟①，可叹也哉！故置风热不制之病治法。

【点评】论述风热目病，认为风生于热，又能助热，若风热同时害目，危害更大。本节不仅指出了眼科风热证的病因病机、症状特点，还详细讨论了治疗方药，尤其是分经用药的加减法，提出治眼病要明经络，是中医眼科较早的成系统的经络辨治方法。

七情五贼劳役饥饱之病

《阴阳应象大论》曰："天有四时②，以生长收藏，以生寒暑燥湿风。"寒暑燥湿风之发耶，发而皆宜时，则万物俱生；寒暑燥湿风之发耶，发而皆不宜时，则万物俱死。故曰：生于四时，死于四时。又曰：人有五脏，化为五气，以生喜怒忧悲恐。喜怒忧悲恐之发耶，发而皆中节，则九窍俱生；喜怒忧悲恐之发耶，发而皆不中节，则九窍俱死。故曰：生于五脏，死于五脏。目，窍之一也。光明视见，纳山

---

① 悟：施本作"悟"，义胜。
② 天有四时：《素问·阴阳应象大论》作"天有四时五行"。

川之大，及毫芒之细，悉云霄之高，尽泉沙①之深，至于鉴无穷为有穷，而有穷又不能为穷，反而聚之。则乍张乍敛，乍动乍静，为一泓一点之微者，岂力为强致而能此乎！是皆生生自然之道也。或因七情内伤，五贼外攘②，饥饱不节，劳役异常。足阳明胃之脉，足太阴脾之脉，为戊己二土③，生生之原也。七情五贼，总伤二脉，饥饱伤胃，劳役伤脾，戊己既病，则生生自然之体，不能为生生自然之用，故致其病，曰七情五贼劳役饥饱之病。其病红赤睛珠痛，痛如针刺，刺应太阳，眼睫无力，常欲垂闭，不敢久视，久视则酸疼，生翳，皆成陷下。所陷者，或圆或方，或长或短，或如点，或如缕，或如锥，或如凿，证有印此者，柴胡复生汤主之，黄连羊肝丸主之。睛痛甚者，当归养荣汤主之，助阳活血汤主之，加减地黄丸主之，决明益阴丸主之，加当归、黄连羊肝丸主之，龙脑黄连膏主之。以上数方，皆群队升发阳气之药。其中有用黄连、黄芩之类者，去五贼也。嗜鼻碧云散，亦可见④用。最忌大黄、芒硝、牵牛、石膏、栀子之剂，犯所忌，则病愈厉。

【点评】倪维德受李东垣"脾胃学说"影响较深，此节以李东垣学说论述了因七情内伤、五贼外犯、劳役过度、饥饱不节伤及脾胃而致目病的病因病机。说明眼科辨证应以全身辨证为基础，局部辨证应以整体辨证为基础，反映了中医的整体观念。治疗上则宗李东垣升清阳、泻阴火、补脾胃的治法。

---

① 沙：施本作"渊"，义胜。
② 攘：侵犯。
③ 戊己二土：胃为戊土，脾为己土。
④ 见：施本作"间"，义胜。

血为邪胜凝而不行之病

血，阴物，类地之水泉，性本静。行，其势也。行为阳，是阴中之阳，乃坎中有火之象。阴外阳内，故行也。纯阴，故不行也。不行则凝，凝则经络不通。经曰：足阳明胃之脉，常多气多血。又曰：足阳明胃之脉，常生气生血。手太阳小肠之脉，斜络于目眦。足太阳膀胱之脉，起于目内。二经皆多血少气，血病不行，血多易凝。《灵兰秘典论》曰：脾胃者，仓廪之官，五味出焉。五味淫则伤胃，胃伤血病，是为五味之邪，从本生也。又曰：小肠者，受盛之官，化物出焉。遇寒则阻其化。又曰：膀胱者，州都之官，津液藏焉。遇风则散其藏，一阻一散，血亦病焉。是为风寒之邪，从末生也。凡是邪胜，血病不行，不行渐滞，滞则易凝，凝则病始外见，以其斜络目眦耶，以其起于目内眦耶。故病环目青黯①，如被物伤状，重者白睛亦黯，轻者或成斑点，然不痛不痒，无泪眵、眊矂、羞涩之证。是曰血为邪胜，凝而不行之病。此病初起之时，大抵与伤风证相似，一二日则显此病也，川芎行经散主之，消凝大丸子主之。睛痛者，更以当归养荣汤主之。如此则凝复不滞，滞复能行，不行复行，邪消病除，血复如故。志②此，无所不愈也；不志于此，无所愈也。

【点评】此节论述眼科瘀血证，以水泉类比，指出本证乃血为风寒等邪凝而不行，经络不通。所选川芎行经散、消凝大丸子、

---

① 青黯(yǎn 掩)：青黑色。
② 志：通"识(誌)"，记住，记载。

当归养荣汤等主治方，除配伍活血化瘀药之外，还配伍了羌活、白芷、荆芥等辛温祛风药，体现了祛风、消凝、行血的思路，值得后世师法。

气为怒伤散而不聚之病

气，阳物，类天之云雾，性本动。聚，其体也。聚为阴，是阳中之阴，乃离中有水之象。阳外阴内，故聚也。纯阳，故不聚也。不聚则散，散则经络不收。经曰：足阳明胃之脉，常多气多血。又曰：足阳明胃之脉，常生气生血。七情内伤，脾胃先病。怒，七情之一也。胃病脾病，气亦病焉。《阴阳应象大论》曰：足厥阴肝主目，在志为怒。怒甚伤肝，伤脾胃则气不聚，伤肝则神水散，何则？神水亦气聚也。其病无眵泪、痛痒、羞明、紧涩之证。初但昏如雾露中行，渐空中有黑花，又渐睹物成二体，久则光不收，遂为废疾。盖其神水渐散而又散，终而尽散故也。初渐之次，宜以《千金》磁朱丸主之，镇坠药也；石斛夜光丸主之，羡补①药也；益阴肾气丸主之，壮水药也。有热者，滋阴地黄丸主之。此病最难治，饵服上药，必要积以岁月，必要无饥饱劳役，必要驱七情五贼，必要德性纯粹，庶几易效，不然必废，废则终不复治，久病光不收者，亦不复治。一证因为暴怒，神水随散，光遂不收，都无初渐之次，此一得永不复治之证也。又一证为物所击，神水散，如暴怒之证，亦不复治。俗名为青盲者是也。世

---

① 羡补：有余补不足。羡，有余，剩余。《孟子·滕文公下》："以羡补不足，则农有余粟，女有余布。"

病者多不为审，概曰目昏无伤，始不经意，及成，世医亦不识，直曰热致，竟以凉药投。殊不知凉药又伤胃，况不知凉为秋为金，肝为春为木，凉药又伤肝，往往致废而然①后已。病者犹不以药非，而委之曰命也，医者犹不自悟其药，而赘②之曰病拙。吁！二者俱此，谁其罪乎？予累见也。故兼陈凉药之误。

【点评】本节所论"气为怒伤散而不聚之病"即中医眼科"青盲"一病，初起视物不清，日渐加重，终至失明。倪维德认为本病与七情内伤，怒甚伤肝、脾胃有关。治疗上需长久调治，反对滥用凉药，指出若滥用凉药，伤胃伤肝，往往导致目废不治，体现了倪维德重视保护脾胃与阳气的学术特点。

血气不分混而遂结之病

轻清圆健者为天，故首象天；重浊方厚者为地，故足象地；飘腾往来者为云，故气象云；过流循环者为水，故血象水。天降地升，云腾水流，各宜其性。故万物生而无穷，阳平阴秘，气行血随，各得其调。故百骸理而有余。反此，则天地不降升，云水不腾流，各不宜其性矣。反此，则阴阳不平秘，气血不行随，各不得其调矣。故曰：人身者，小天地也。《难经》曰：血为荣，气为卫，荣行脉中，卫行脉外。此血气分而不混，行而不阻也明矣。故如云腾水流之不相杂也。大抵血气如此，不欲相混，混则为阻，阻则成结，结则无所去还，故

---

① 然：施本无。
② 赘：附和。

隐起于皮肤之中，遂为疣病。然各随经络而见，自上眼睑而起者，乃手少阴心脉、足厥阴肝脉，血气混结而成也。初起时，但如豆许。血气衰者，遂止不复长，亦有久止而复长者。盛者则渐长，长而不已，如杯如盏，如碗如斗，皆自豆许致也。凡治在初，须择人神不犯之日，大要令病者食饱不饥，先汲冷井水洗眼如冰，勿使气血得行，然后以左手持铜箸①，按眼睑上，右手翻眼皮令转，转则疣肉已突，换以左手大指按之，弗令得动移，复以右手持小眉刀②尖略破病处，更以两手大指甲捻之令出，则所出者，如豆许小黄脂也。恐出而根不能断，宜更以眉刀尖断之。以井水再洗，洗后则无恙。要在手疾为巧。事毕须投以防风散结汤，数服即愈。此病非手法则不能去。何则？为血气初混时，药自可及，病者则不知其为血气混也。比结，则药不能及矣，故必用手法③去。去毕，必又以升发之药散之，药手皆至，庶几了事。

【点评】"血气不分混而遂结之病"即中医眼科"目疣"一病，又名"胞生痰核"。文中指出本病病机与气血阻结有关，治疗方法多为手术割除疣后再服防风散结汤，文中对手术过程论述十分详细，反映了古代中医在眼科手术治疗方面的成就。

热积必溃之病

积者，重叠不解之貌。热为阳，阳平为常，阳淫为邪，常邪则

---

① 箸(zhù 助)：筷子。
② 小眉刀：眼科手术常用的小刀，弯斜如眉，故称。
③ 手法：指针刀手术。

行，行则病易见，易见则易治。此则前篇淫热之病也。深邪则不行，不行则伏，因伏而又伏，日渐月聚，势不得不为积也。积已久，久积必溃，溃始病见，病见则难治。难治者，非不治也。为邪积久，比溃已深。何则？溃犹败也。知败者，庶可以救。其病隐涩不自在，稍觉眊矂，视物微昏，内眦穴开窍如针目，按之则沁沁①脓出。有两目俱病者，有一目独病者，目属肝，内属膀胱，此盖一经积邪之所致也。故曰热积必溃之病，又曰漏睛眼②者是也。竹叶泻经汤主之。大便不硬者，减大黄，蜜剂解毒丸主之。不然，药误病久，终为枯害。

【点评】本节所言"热极必溃之病"即是中医眼科"漏睛"一病，文中详细讨论了本病的病因病机与症状特点。由于目属肝，漏睛发生的部位目内眦又属膀胱，因此漏睛症为足厥阴肝经、足太阳膀胱经热邪久积而致局部化脓、红赤溃破的病症。

阳衰不能抗阴之病

或问曰：人有昼视通明，夜视罔见，虽有火光月色，终为不能睹物者，何也？答曰：此阳衰不能抗阴之病，谚所谓雀盲者也。问曰：何以知之？答曰：《黄帝生气通天论》曰：自古通天者，生之本，本于阴阳，天地之间，六合之内，其气九州九窍，五脏十二节，皆通乎

---

① 沁沁：液体渗出的样子。此指脓液渗出的样子。
② 漏睛眼：病名，类今之慢性泪囊炎。

天气。又曰：阴阳者①，一日而主外，平旦人气生，日中而阳气隆，日西而阳气已虚，气门乃闭。又曰：阳不胜其阴，则五脏气争，九窍不通，故知也。问曰：阳果何物耶？答曰：凡人之气，应之四时者，春夏为阳也；应之一日者，平旦至昏为阳也；应之五脏六腑者，六腑为阳也。问曰：阳何为而不能抗阴也？答曰：人之有生，以脾胃中州为主也。《灵兰秘典》曰：脾胃者，仓廪之官，在五行为土，土生万物，故为阳气之原。其性好生恶杀，遇春夏乃生长，遇秋冬则收藏，或有忧思恐怒，劳役饥饱之类，过而不节，皆能伤动脾胃。脾胃受伤，则阳气下陷，阳气下陷，则于四时一日五脏六腑之中，阳气皆衰。阳气既衰，则于四时一日五脏六腑之中，阴气独盛。阴气既盛，故阳不能抗也。问曰：何故夜视罔见？答曰：目为肝，肝为足厥阴也。神水为肾，肾为足少阴也。肝为木，肾为水，水生木，盖亦相生而成也。况怒伤肝，恐伤肾，肝肾受伤，亦不能生也。昼为阳，天之阳也；昼为阳，人亦应之也。虽受忧思恐怒劳役饥饱之伤，而阳气下陷，遇天之阳盛阴衰之时，我之阳气虽衰，不得不应之而升也，故犹能昼视通明。夜为阴，天之阴也；夜为阴，人亦应之也。既受忧思恐怒劳役饥饱之伤，而阳气下陷，遇天阴盛阳衰之时，我之阳气既衰，不得不应之时伏也。故夜视罔所见也。问曰：何以为治？答曰：镇阴升阳之药，决明夜灵散主之。问曰：病见富贵乎？贫贱者乎？答曰：忧思恐怒，劳役饥饱，富贵者甚乎？惟其贫贱者，不能免甚也。问者称善。

【点评】"阳衰不能抗阴之病"即中医眼科"雀目"一病，又名

---

① 阴阳者：《素问·生气通天论》作"阳气者"。

"雀盲"。五脏中,肝开窍于目,神水属肾,肝肾阳气不足则目无所养。白昼时,人体阳气虽衰,但因与天之阳相应而升,故昼视明。入夜之后,天阴盛,人体阳气不得不与之相应而伏,故夜间虽有月色火光而不见,由此致生雀目。倪维德还论证了阳气与脾胃的关系,将阳气生化升发的核心归结于脾胃,强调脾胃于人体的重要性。治疗方面,文中提出了"镇阴升阳"的决明夜灵散。

阴弱不能配阳之病

五脏无偏胜,虚阳无补法,六腑有调候,弱阴有强理。心肝脾胃①肾,各有所滋生,一脏或有余,四脏俱不足。此五脏无偏胜也。或浮或为散,是曰阳无根。益之欲令实,翻致不能禁。此虚阳无补法也。膀胱大小肠,三焦胆包络,俾之各有主,平秘永不危。此六腑有调候也。衰弱不能济,遂使阳无御,反而欲匹之,要以方术盛。此弱阴有强理也。《解精微论》曰:心者,五脏之专精。目者,其窍也,又为肝之窍。肾主骨,骨之精为神水。故肝木不平,内夹心火,为势②妄行,火炎不制,神水受伤,上为内障,此五脏病也。劳役过多,心不行事,相火代之。《五脏生成论》曰:诸脉皆属于目。相火者,心包络也,主百脉,上荣于目,火盛则百脉沸腾,上为内障,此虚阳病也。膀胱小肠三焦胆,脉俱循于目。其精气亦皆上注,而为目

---

① 胃:施本作"肺",当是。
② 势:施本作"热",义胜。

之精。精之窠①为眼，四腑一衰，则精气尽败，邪火乘之，上为内障，此六腑病也。神水黑眼，皆法于阴；白眼赤脉，皆法于阳。阴齐阳侔②，故能为视。阴微不立，阳盛即淫。《阴阳应象大论》曰：壮火食气，壮火散气。上为内障，此弱阴病也。其病初起时，视觉微昏，常见空中有黑花，神水淡绿色；次则视歧，睹一成二，神水淡白色，可为冲和养胃汤主之，益气聪明汤主之，《千金》磁朱丸主之，石斛夜明丸主之。有热者，泻热黄连汤主之。久则不睹，神水纯白色，永为废疾也。然废疾亦有治法，先令病者，以冷水洗眼如冰，气血不得流行为度，用左手大指次指按定眼珠，不令转动，次用右手持鸭舌针，去黑睛如米许，针之令入。白睛甚厚，欲入甚难，必要手准力完，重针则破，然后斜回针首，以针刀刮之，障落则明。有落而复起者，起则重刮。刮之有至再三者，皆为洗不甚冷，气血不凝故也。障落之后，以棉裹黑豆数粒，令如杏核样，使病目垂闭，覆眼皮上，用软帛缠之，睛珠不得动移为度。如是五七日，才许开视，视勿劳也。亦须服上药，庶几无夫③。此法治者五六，不治者亦四五。五脏之病，虚阳之病；六腑之病，弱阴之病。四者皆为阴弱不能配阳也。噫！学人慎之。

【点评】本节提出了内障目病"五脏无偏胜""虚阳无补法""六腑有调候""弱阴有强理"四个方面的病因病机。根本病机为目中精气不足，邪火上乘，发为内障。治疗上，初起以方药调治，久病失明者则用针拨内障之法。文中介绍了金针拨障术

---

① 窠(kē 科)：物集中之所。《灵枢·大惑》："五脏六腑之精气，皆上注于目而为之精。精之窠为眼，骨之精为瞳子。"

② 阴齐阳侔(móu 谋)：阴阳相等。侔，相等，齐。《说文·人部》："侔，齐等也。"

③ 夫：施本作"失"，当是。

的手术过程，是研究古代中医眼科金针拨障术的重要文献资料。

心火乘金水衰反制之病

天有六邪，风寒暑湿燥火也；人有七情，喜怒悲思忧恐惊也。七情内召，六邪外从，从而不休，随召见病，此心①乘金，水衰反制之原也。世病目赤为热，人所共知者也。然不审其赤分数等，各治不同。有白睛纯赤如火，热气炙人者，乃淫热反克之病也，治如淫热反克之病。有白有赤而肿胀，外睑虚浮者，乃风热不制之病也，治如风热不制之病。有白睛淡赤而细脉深红，纵横错贯者，乃七情五贼劳役饥饱之病，治如七情五贼劳役饥饱之病。有白睛不肿不胀，忽如血贯者，乃血为邪胜，凝而不行之病也，治如血为邪胜凝而不行之病。有白睛微变青色，黑睛稍带白色，白黑之间，赤环如带，谓之抱轮红者，此邪火乘金，水衰反制之病也。此病或因目病已久，抑郁不舒，或因目病误服寒凉药过多，或因目病时内多房劳，皆能内伤元气。元气一虚，心火亢盛，故火能克金。金乃手太阴肺，白睛属肺；水乃足少阴肾，黑睛属肾。水本克火，水衰不能克，反受火制，故视物不明，昏如雾露中，或睛珠高低不平，其色如死，甚不光泽，赤带抱轮而红也。口干舌苦，眵多羞涩，稍有热者，还阴救苦汤主之，黄连羊肝丸主之，川芎决明散主之。无口干舌苦，眵多羞涩者，助阳活血汤主之，神验锦鸠丸主之，万应蝉花散主之。有热无热，俱服《千金》

---

① 心：施本于"心"后有"火"字，当是。

磁朱丸，镇坠心火，滋益肾水，荣养元气，自然获愈也。噫！天之六邪，未必能害人也。惟人以七情召而致之也。七情匿召①，六邪安从，反此者岂止能避而已哉！犹当役之而后已也。

【点评】"心火乘金水衰反制之病"病机为心火亢盛，火克肺金，反制肾水，损伤白睛黑睛。内因是七情失调，心火内盛，而招外邪。

内急外弛之病

阴阳以和为本，过与不及，病皆生焉。急者，紧缩不解也；弛者，宽纵不收也。紧缩属阳，宽纵属阴，不解不收，皆为病也。手太阳肺，为辛为金也。主一身皮毛，而目之上下睫之外者，亦其属也。手少阴心，为丁；手太阳小肠，为丙。丙丁为火，故为表里，故分上下，而目之上下睫之内者，亦其属也。足厥阴肝，为乙，乙为木，其脉循上睫之内，火其子也，故与心合。心肝小肠三经受邪，则阳火内盛，故上下睫之内，紧缩而不解也。肺金为火克，受克者必衰，衰则阴气外行，故目之上下睫之外者，宽纵而不收也。上下睫既内急外弛，故睫毛皆倒而刺里，睛既受刺，则深赤生翳。此翳者，睛受损也。故目所病者皆具。如羞明沙涩，畏风怕日，沁烂，或痛或痒，生眵流泪之证俱见。有用药夹施于上睫之外者，欲弛者急，急者弛。而睫毛无倒刺之患者，非其治也。此徒能解厄于目

---

① 匿召：不召。

前，而终复其病也。何则？为不审过与不及也，为不能除其原病也。治法：当攀出内睑向外，速以三棱针乱刺出血，以左手大指甲迎其针锋，后以黄芪防风饮子主之，无比蔓荆子汤主之，决明益阴丸主之，菊花决明散主之，嗜鼻碧云散亦宜兼用。如是则紧缩自弛，宽纵渐急，或过不及，皆复为和，药夹之治，忍勿施也，徒为苦耳。智者宜审此。

【点评】"内急外驰之病"即倒睫拳毛。病机主要与心、肝、小肠、肺有关。肺主皮毛，眼部上下睑皮毛也为其所主，若肺经有热，肺阴亏损，火迫肺金阴气外行，则目上下睑外面松弛不收。心与小肠互为表里，心主上睑内面，小肠主下睑内面。肝为乙木，木生火，肝与心合，且肝脉循行上睑内面。阳火内盛，则上下睑呈紧缩状。治疗方面，倪维德反对夹法，提出以三棱针乱刺出血加内服方药的治法。

奇经客邪之病

人之有五脏者，犹天地之有五岳也；六腑者，犹天地之有四渎①也；奇经者，犹四渎之外，别有江河也。奇经客邪，非十二经之治也。十二经之外，别有治奇经之法也。《缪刺论》曰：邪客于足阳跷之脉，令人目痛，从内眦始。启玄子王冰注曰：以其脉起于足，上行

———————

① 四渎：古代对中原地区"江、河、淮、济"四条大江大河的称呼。淮为东渎，江为南渎，河为西渎，济为北渎。

至头而属目内眦，故病令人目痛从内眦始也。《针经》曰：阴跷脉入
頄①，属目内眦，合于太阳、阳跷而上行②。故阳跷受邪者，内眦既
赤，生脉如缕，缕根生于瘀肉，瘀肉生黄赤脂，脂横侵黑睛，渐蚀神
水，此阳跷为病之次第也。或兼锐眦而病者，以其合于太阳故也。锐
眦者，手太阳小肠之脉也。锐眦之病，必轻于内眦者，盖枝蔓所传者
少，而正受者必多也。俗呼为攀睛，即其病也。还阴救苦汤主之，拨
云退翳丸主之，栀子胜奇散主之，万应蝉花散主之，磨障灵光膏主
之，消翳复明膏主之，朴硝黄连炉甘石泡散主之。病多药不能及者，
宜治以手法。先用冷水洗，如针内障眼法，以左手按定，勿令得动
移，略施小眉刀尖，剔去脂肉，复以冷水洗净，仍将前药饵之，此治
奇经客邪之法也。故并置③其经络病始。

【点评】"奇经客邪之病"即眼科常见疾病"胬肉攀睛"，发病
原因主要是奇经客邪，故为此名。病因病机方面，阳跷脉、阴跷
脉皆连属目内眦，故二脉受邪，瘀热阻滞，而生胬肉。另手太阳
小肠经过目外眦，若小肠有热，亦可见胬肉从目外眦攀睛者，但
比发自内眦者少。治疗方面，轻者可服方药，重者则用手术剔除。

为物所伤之病

志于固者，则八风无以窥其隙；本于密者，则五脏何以受其邪。
故生之者天也，召之者人也。虽生弗召，莫能害也，为害不已，召之

---

① 頄（qiú 求）：面颊。
② 阴跷脉入頄……而上行：语本《灵枢·脉度》。
③ 置：施本作"制"，义胜。

甚也。《生气通天论》曰：风者，百病之始也。清净则肉腠闭拒，虽有大风苛毒，弗之能害。《阴阳应象大论》曰：邪风之至，疾如风雨，故善治者治皮毛。夫肉腠固，皮毛密，所以为害者，安从其来也。今为物之所伤，则皮毛肉腠之间，为隙必甚，所伤之际，岂无七情内移，而为卫气衰惫之原，二者俱召，风安不从。故伤于目之上下左右者，则目之上下左右俱病，当总作除风益损汤主之。伤于眉骨者，病自目系而下，以其手少阴有隙也，加黄连，除风益损汤主之。伤于额者，病自抵过而上，伤于耳中者，病自锐眦而入，以其手太阳有隙也，加柴胡，除风益损汤主之。伤于额交巅耳上角及脑者，病自内眦而出①，以其足太阳有隙也，加苍术，除风益损汤主之。伤于耳后耳角耳前者，病自客主人斜下，伤于颊者，病自锐眦而入，以其手少阳有隙也，加枳壳，除风益损汤主之。伤于头角耳前后及目锐眦后者，病自锐眦而入，以其足少阳有隙也，加龙胆草，除风益损汤主之。伤于额角及巅者，病自目系而下，以其足厥阴有隙也，加五味子，除风益损汤主之。诸有热者，更当加黄芩，兼服加减地黄丸。伤甚者，须从权倍加大黄，泻其败血。《六节藏象论》曰：肝受血而能视②。此盖滋血养血复血之药也，此治其本也。又有为物暴震，神水遂散，更不复治，故并识之于此。

【点评】"为物所伤之病"主要讲眼外伤，倪维德认为外伤之病，除损血耗气之外，风邪亦是一个主要的致病因素，风邪从伤口而入，或可夹火邪，或可夹毒邪，为害匪轻，治疗上须用祛风之法。

_____

① 出：施本作"入"，当是。
② 肝受血而能视：语出《素问·五脏生成篇》，而非《素问·六节藏象论》。下同。

伤寒愈后之病

伤寒病愈后，或有目复大病者，以其清阳之气不升，而余邪上走空窍也。其病隐涩赤胀，生翳羞明，头脑骨痛，宜作群队升发之剂饵之，数服斯①愈。《伤寒论》曰：冬时严寒，万类深藏，君子固密，不伤于寒，触冒之者，乃名伤寒。其伤于四时之气者，皆能为病。又《生气通天论》曰：四时之气，更伤五脏，五脏六腑一病，则浊阴之气不得下，清阳之气不得上。今伤寒时病虽愈，浊阴清阳之气，犹未来复，浊阴清阳之气未复，故余邪尚炽不休，故其走上而为目之害也。是以一日而愈者，余邪在太阳；二日而愈者，余邪在阳明；三日而愈者，余邪在少阳；四日而愈者，余邪在太阴；五日而愈者，余邪在少阴；六日而愈者，余邪在厥阴。七日而复，是皆清阳不能出上窍，而复受其所害也。当为助清阳上出，则治，人参补阳汤主之，羌活胜风汤主之，加减地黄丸主之，嗌鼻碧云散亦宜用也。忌大黄、芒硝苦寒通利之剂；用之，必不治。

【点评】伤寒虽愈，脏腑功能未复，而浊阴不降、清阳不升，余邪尚炽。清阳不能出上窍，浊阴在上，邪害空窍，而为目病。此为伤寒后余邪未清，清阳未复，治当升举清阳。倪维德此论受李东垣先生影响很深，东垣先生倡升阳之论，伤寒愈后目病，可参其心法治之，升阳散火汤诸方皆可灵活选用。

---

① 斯：施本作"即"，义胜。

强阳搏实阴之病

强者，盛而有力也；实者，坚而内充也。故有力者，强而欲搏；内充者，实而自收。是以阴阳无两强，亦无两实。惟强与实，以偏则病。内搏于身，上见于虚窍也。足少阴肾为水，肾之精上为神水；手厥阴心包络为相火，火强搏水，水实而自收。其病神水紧小，渐小而又小，积渐之至，竟如菜子许。又有神水外围，相类虫蚀者。然皆能睹而不昏，但微觉眊矂羞涩耳。是皆阳气强盛而搏阴，阴气坚实而有御，虽受所搏，终止于边鄙①皮肤也，内无所伤动。治法：当抑阳缓阴则愈。以其强耶，故可抑；以其实耶，惟可缓而弗宜助，助之则反胜，抑阳酒连散主之。大抵强者则不易入，故以酒为之导引，欲其气味投合，入则可展其长，此反治也，还阴救苦汤主之，疗相火药也。亦宜用嗜鼻碧云散。然病世亦间见，医者要当识之。

【点评】"强阳搏实阴之病"，从症状上看，"其病神水紧小，渐小而又小，积渐之至，竟如菜子许"，相当于"瞳神紧小"；"又有神水外围，相类虫蚀者"，相当于"瞳神干缺"。倪维德认为神水属肾，手厥阴心包络为相火，若相火亢旺，则阳强而阴实，火强搏水，水实而自收，发为瞳神紧小，日久为瞳神干缺。"火强搏水"实际为虚火上扰神水，或湿热相搏、蕴结瞳神，强

---

① 边鄙：原指边远地区，这里指人体体表皮毛。

阳为热，实阴为湿，湿热盛则阳气盛而阴气实，故称强阳搏实阴。治当抑阳缓阴，清热利湿，方选抑阳酒连散。

亡血过多之病

《六节藏象论》曰：肝受血而能视。《宣明五气篇》曰：久视伤血。《气厥论》曰：胆移热于脑则辛頞①鼻渊，传为衄衊②瞑目。《缪刺论》③曰：冬刺经脉，血气皆脱，令人目不明。由此推之，目之为血所养者明矣。手少阴心主血，血荣于目；足厥阴肝，开窍于目，肝亦多血，故血亡目病。男子衄血便血，妇人产后崩漏亡之过多者，皆能病焉。其为病睛珠痛，珠痛不能视，羞明癮涩，眼睫无力，眉骨太阳，因为酸疼，当作芎归补血汤主之，当归养荣汤主之，除风益损汤主之，滋阴地黄丸主之。诸有热者，加黄芩；妇人产漏者，加阿胶；脾胃不佳，恶心不进食者，加生姜。复其血，使其④所养则愈。然要忌咸物。《宣明五气篇》又曰：咸走血，血病无多食咸。是忌。

【点评】肝开窍于目，藏血而能视，目需要血的濡养，才能保持正常的视觉生理功能。心主血脉，血皆属心，心运血于目，荣于目。若衄血、便血、妇人产后、女子崩漏，血亡过多，血不养

---

① 辛頞：鼻頞部有辛酸感。
② 衄衊：鼻出血。《圣济总录·鼻衄门》："胆受胃热，循脉而上，乃移于脑，盖阳络溢则血妄行，在鼻为衄，在汗孔为衊。"
③ 《缪刺论》：引文当出自《素问·四时刺逆从论》，引误。
④ 其：施本作"有"，义胜。

目，发为目病。治之当补血养血，血充而目明。

斑疹余毒之病

东垣李明之曰：诸斑疹皆从寒水逆流而作也①。子之初生也，在母腹中，母呼亦呼，母吸亦吸。呼吸者，阳也，而动作生焉。饥食母血，渴饮母血。饮食者，阴也，而形质生焉。阴具阳足，十月而降，口中恶血，因啼即下，却归男子生精之所，女子结胎之处，命宗②所谓玄牝玄关者也。此血僻伏而不时发，或因乳食内伤，或因湿热下溜，营气不从，逆于肉理，所僻伏者，乃为所发。初则膀胱壬水夹脊逆流而克小肠丙火，故颈项以上先见也；次则胃经癸水，又克心火，故胸腹以上次见也；终则二火炽盛，反制寒水，故胸腹以下后见也。至此则五脏六腑皆病也。七日齐，七日盛，七日谢，三七二十一日而愈者，七为大③数故也。愈后或有病疽病疮者，是皆余毒尚在不去者，今其病目者亦然。所害者，与风热不制之病稍同而异，总以羚羊角散主之。便不硬者，减硝黄。未满二十一日而病作者，消毒化斑汤主之。此药功非独能于目，盖专于斑者之药也。不问初起已着，服之便令消化，稀者则不复出，方随四时加减。

【点评】本篇所说的斑疹应为痘疹。从本部分所述"七日齐，七日盛，七日谢，三七二十一日而愈"与"愈后或有病疽病疮"的

---

① 诸斑疹皆从寒水逆流而作也：语出李东垣所著的《兰室秘藏·小儿门·疹论》。
② 命宗：道教中以气为命，以修命为宗者，称为命宗，与性宗相对。
③ 大：施本作"火"，义胜。

临床特点以及所论病机来看，可资证明。在古代，痘疮一病为害甚烈，常至损目失明，病机多为寒水逆流，火毒炽盛，斑疹余毒上损于目。

深疳为害之病

卫气少而寒气乘之也，元气微而饮食伤之也，外乘内伤，酿而成之也。父母以其纯阳耶，故深冬不为裳；父母以其恶风耶，故盛夏不解衣；父母以其数饥耶，故饲后强食之；父母以其或渴耶，故乳后更饮之。有愚戆而为父母者，又不审其寒暑饮食也，故寒而不为暖，暑而不能凉，饮而不至渴，食而不及饥。而小儿幽玄衔默①，抱疾而不能自言，故外乘内伤，因循积渐，酿而成疳也。渴而易饥，能食而瘦，腹胀下利，作嘶嘶②声，日远不治，遂生目病。其病生翳，睫闭不能开，眵泪如糊，久而脓流，竟枯两目。何则？为阳气下走也，为阴气反上也。治法当如《阴阳应象大论》曰：清阳出上窍，浊阴出下窍，清阳发腠理，浊阴走五脏，清阳实四肢，浊阴归六腑。各还其原，不反其常，是其治也。当作升阳降阴之剂，茯苓泻湿汤主之，升麻龙胆草饮子主之。此药非专于目，并治以上数证。然勿后，后则危也。为父母者，其③审诸。

【点评】"深疳为害之病"即"疳积上目"。倪氏认为疳积病因

---

① 幽玄衔默：默默不语。形容小孩子有了病痛却难以用语言表达。
② 嘶(sī 斯)嘶：即"嘶嘶"，象声词。
③ 其：语气副词，表祈使，希望。

为父母养护小儿不当，饮食内伤元气，脾胃受损，卫气虚衰而寒气乘之，日久酿生疳积。疳积既成，气血不足，上不荣目，遂为目病。

卷之下

君臣佐使逆从反正说

君为主，臣为辅，佐为助，使为用，置方之原也。逆则攻，从则顺，反则异，正则宜，治病之法也。必热必寒，必散必收者，君之主也。不宣不明，不授不行者，臣之辅也。能受能令，能合能力者，佐之助也。或击或发，或劫或开者，使之用也。破寒必热，逐热必寒，去燥必濡，除湿必泄者，逆则攻也。治惊须平，治损须温，治留须收，治坚须溃者，从则顺也。热病用寒药，而导寒攻热者必热。阳明病发热，大便硬者，大承气汤，酒制大黄热服之类也。寒病用热药，而导热去寒者必寒。少阴病下利，服附子、干姜不止者，白通汤加人尿、猪胆之类也。塞病用通药，而导通除塞者必寒。胸满烦惊，小便不利者，柴胡加龙骨牡蛎汤之类也。通药①用塞药，而导塞止通者必通。太阳中风下利，心下痞硬者，十枣汤之类也。反则异也。治远以大，治近以小，治主以缓，治客以急，正则宜也。《至真要大论》曰：辛甘发散为阳，酸苦涌泄为阴，咸味涌泄为阴，淡味渗泄为阳。六者或收或散，或缓或急，或燥或湿，或耎②或坚。所以利而行之，调其

---

① 药：施本作"病"，当是。
② 耎：柔弱。

26

气，使其平。故味之薄者，为阴中之阳，味薄则通，酸苦咸平是也。气之厚者，为阳中之阳，气厚则热，辛甘湿热是也。气之薄者，为阳中之阴，气薄则发泄，辛甘淡平寒凉是也。味之厚者，为阴中之阴，味厚则泄，酸苦咸寒是也。《易》曰：同声相应，同气相求。水流湿，火就燥，云从龙，风从虎。圣人作而万物睹，本乎天者亲上，本乎地者亲下，则各从其类也。故置方治病如后。

【点评】本篇论方剂配伍的组方原则，即君、臣、佐、使。又论治则治法，包括逆治、从治、反治、正治。篇末又论药性气味。

附方

芍药清肝散方　治眵多眵躁，紧涩羞明，赤脉贯睛，脏腑秘结者。

白术　川芎　防风各三分　甘草炙　荆芥各二分半　桔梗　羌活各三分　芍药二分半　柴胡二分　前胡　薄荷　黄芩各二分半　山栀　知母各二分　滑石　石膏各三分　大黄四分　芒硝三分半

共十八味，统㕮咀。都作一服，水二钟，煎至一钟，食后热服。

上为方，治淫热反克而作也。风热不制之病，热甚大便硬者，从权用之。盖苦寒之药也，苦寒败胃，故先以白术之甘温，甘草之甘平，主胃气为君；次以川芎、防风、荆芥、桔梗、羌活之辛温，升散清利为臣；又以芍药、前胡、柴胡之微苦，薄荷、黄芩、山栀之微苦寒，且导且攻为佐；终以知母、滑石、石膏之苦寒，大黄、芒硝之大苦寒，祛逐淫热为使。大便不硬者，减大黄、芒硝，此逆则攻之治法也。大热服者，反治也。

【点评】芍药清肝散主治淫热反克之病，风邪夹热邪上犯于目。方中以大黄、芒硝、石膏、知母、山栀、黄芩、滑石清利太阳、阳明、少阳三阳经，宣通上中下三焦；以防风、荆芥、桔梗、羌活、川芎、薄荷、柴胡升散清利；肝开窍于目，以芍药、柴胡、黄芩清肝热；防苦寒败胃，故以白术顾护胃气。

通气利中丸　治证上同。

白术一两　白芷　羌活各半两　黄芩　滑石取末另入，各一两半　大黄二两半　牵牛取末，一两半

除滑石、牵牛，另研极细末外，余合为细末，入上药和匀，滴水为丸，如桐子大。每服三十丸，加至百丸，食后临睡，茶汤送下。

上方，以白术苦甘温，除胃中热为君；白芷辛温解利，羌活苦甘平微温，通利诸节为臣；黄芩微苦寒，疗热滋化，滑石甘寒，滑利小便，以厘清浊为佐；大黄苦寒，通大便，泻诸实热，牵牛苦寒，一说味辛，利大便，除风毒为使，逆攻之法也。风热不制之病，热甚而大便硬者，亦可兼用。然牵牛有毒，非神农药[1]，今与大黄并用者，取其性猛烈而快也。大抵不宜久用，久用伤元气，盖从权之药也，量虚实加减。

黄连天花粉丸　治同前。

黄连一两　天花粉四两　菊花　川芎　薄荷各一两　连翘二两　黄芩栀子各四两　黄柏六两

---

① 牵牛有毒，非神农药：牵牛子这味药有毒性，《神农本草经》没有收载。

为细末，滴水为丸，如梧桐子大。每服五十丸，加至百丸，食后临睡茶汤下。

上方，为淫热反克，脏腑不秘结者作也。风热不制之病，稍热者亦可服。以黄连、天花粉之苦寒为君；菊花之苦甘平为臣；川芎之辛温，薄荷之辛苦为佐；连翘、黄芩之苦微寒，黄柏、栀子之苦寒为使。合之则除热清利，治目赤肿痛。

【点评】方中含《千金》黄连解毒汤，黄芩、黄连、黄柏、栀子，清三焦火毒。合菊花、天花粉、连翘加强清热之力，清肝以明目。川芎、薄荷辛散为佐。治火毒上犯的目赤肿痛。

黄连炉甘石散　治眼眶破烂，畏日羞明。余治上同。

炉甘石一斤　黄连四两　龙脑量入

先以炉甘石置巨火中煅①，通红为度，另以黄连用水一碗，瓷器盛贮，纳黄连于水内，却以通红炉甘石淬七次，就以所贮瓷器置日中晒干，然后同黄连研为细末。欲用时，以一二两再研极细，旋量入龙脑，每用少许，井花水调如稠糊，临睡以箸头蘸付②破烂处。不破烂者，点眼内眦锐眦尤佳。不宜使入眼内。

上方，以炉甘石收湿除烂为君；黄连苦寒为佐；龙脑去热毒为使。诸目病者俱可用。病宜者治病，不宜者无害也。奇经客邪之病，量加朴硝泡汤，滴眼瘀肉黄赤脂上。

【点评】清热除湿，眼科外治之法。

---

① 煅：当作"煅"。
② 付：施本作"敷"，义胜。

龙脑黄连膏　治目中赤脉如火，溜①热炙人。余治上同。

黄连半斤　龙脑一钱

先剉黄连令碎，以水三大碗，贮瓷器内，入黄连于中，用文武火慢熬成大半碗，滤去滓，入薄瓷碗内，重汤顿成膏半盏许，龙脑以一钱为率，用则旋量人之，以箸头点入眼内，不拘时。上方，以黄连治目痛、解诸毒为君，龙脑去热毒为臣，乃君臣药也。诸目痛者，俱宜用。

蕤仁春雪膏　治红赤羞明，眊矂痒痛，沙涩。

蕤仁去油，四钱　龙脑五分

先以蕤仁研细，入龙脑和匀，用生好真蜜一钱二分，再研调匀，每用箸头点内眦锐眦。

上方，以龙脑除热毒为君，生蜜解毒和百药为臣，蕤仁去暴热、治目痛为使，此药与黄连炉甘石散、龙脑黄连膏子并用。

【点评】蕤仁功能养肝明目、疏风散热，借龙脑辛透之功，主治目赤肿痛。龙脑末色白，蕤仁入肝养肝疏风，象肝木春生之气，本方又如雪消火热，故名春雪膏。

嚁鼻碧云散　治肿胀红赤，昏暗羞明，瘾②涩疼痛，风痒鼻塞，头痛脑酸，外翳攀睛，眵泪稠黏。

鹅不食草二钱　青黛　川芎各一钱

为细末。先嗽水满口，每用如米许，嚁入鼻内，以泪出为度，不拘时候。

---

① 溜：非常。
② 瘾：施本作"隐"，义胜。

上方，以鹅不食草解毒为君；青黛去热为佐；川芎大辛，除邪破留为使，升透之药也。大抵如开锅盖法，常欲使邪毒不闭，令有出路。然力少而锐，嗜之随效，宜常嗜以聚其力，诸目病俱可用。

【点评】青黛色碧绿，故名碧云散。鹅不食草通鼻窍而疏风，青黛清肝而泻热，川芎大辛而升透祛邪。

羌活胜风汤 治眵多眵矇，紧涩羞明，赤脉贯睛，头痛鼻塞，肿胀涕泪，脑巅沉重，眉骨酸疼，外翳如云雾、丝缕、秤星、螺盖。

白术五分 枳壳 羌活 川芎 白芷 独活 防风 前胡 桔梗 薄荷各四分 荆芥 甘草各三分 柴胡七分 黄芩五分

作一服，水二盏，煎一盏，去滓热服。

上方，为风热不制而作也。夫窍不利者，皆脾胃不足之证。故先以白术、枳壳调治胃气为君；羌活、川芎、白芷、独活、防风、前胡诸治风药，皆主升发为臣；桔梗除寒热，薄荷、荆芥清利上焦，甘草和百药为佐；柴胡解热，行少阳厥阴经，黄芩疗上热，主目中赤肿为使。又治伤寒愈后之病。热服者，热性炎上，令在上散，不令流下也。生翳者，随翳所见经络加药。翳凡自内眦而出者，加蔓荆子治太阳经，加苍术去小肠膀胱之湿，内眦者，手太阳足太阳之属也。自锐眦而入客主人斜下者，皆用龙胆草，为胆草味苦，与胆味合，小①加人参，益三焦之气，加藁本，乃太阳经风药，锐眦客主人者，足少阳手少阳手太阳之属也。凡自目系而下者，倍加柴胡行肝气，加黄连泻心火，目系者，足厥阴手少阴之属也。自抵过而上者，加木通导小肠中热，五味子酸以收敛，抵过者，手太阳之属也。

---

① 小：施本作"少"，义胜。

【点评】本方所治之证乃风热外犯三阳，上攻头目所致。治宜疏风散邪，清利头目。方中柴胡行少阳厥阴经，清解透泄少阳之邪，合枳壳能疏泄少阳郁滞气机。黄芩苦寒清热，清泄少阳，与柴胡相配则可和解少阳。羌活、独活、防风、前胡疏散太阳风热之邪。白芷疏阳明之风邪，善治阳明经眉棱骨痛。川芎入血分，合黄芩清热凉血行血，则灌睛赤脉可散。苏薄荷、荆芥穗清利上焦头目。桔梗除寒热，且可载药上行。白术调治胃气而扶正以驱邪。甘草调和诸药，兼合白术以和中。诸药合用，则兼顾三阳，清疏并行，风热可散。本方用于风热外犯头目之证。以眵多流泪，紧涩羞明，头痛鼻塞，黑睛生翳为证治要点。针眼、睑弦赤烂、暴风客热、天行赤眼、黑睛翳障等属风热外犯者，皆可运用本方加减治疗。

杏仁龙胆草泡散　治风上攻，赤痒。

龙胆草　当归尾　黄连　滑石另研取末　杏仁去皮尖　赤芍药各一钱
以白沸汤泡顿蘸洗，冷热任意，不拘时候。

又方　以龙胆草、黄连苦寒去热毒为君，当归尾行血，杏仁润燥为佐，滑石甘寒泄气，赤芍药苦酸除痒为使。惟风痒者可用。

柴胡复生汤　治红赤羞明，泪多眵少，脑巅沉重，睛珠痛应太阳，眼睫无力，常欲垂闭，不敢久视，久视则酸疼，翳陷下，所陷者或圆或方，或长或短，如缕如锥如凿。

藁本　川芎各三分半　白芍药四分　蔓荆子　羌活　独活　白芷各三分半　柴胡六分　炙草　薄荷　桔梗各四分　五味子二十粒　苍术　茯苓　黄芩各五分

作一服，水二盏，煎至一盏，去滓，食后热服。

上方，以藁本、蔓荆子为君，升发阳气也；川芎、白芍药、羌活、独活、白芷、柴胡为臣，和血补血疗风，行厥阴经也；甘草、五味子为佐，为协诸药敛藏气也；薄荷、桔梗、苍术、茯苓、黄芩为使，为清利除热去湿，分上下，实脾胃二土，疗目中赤肿也。此病起自七情五贼、劳役饥饱，故使生意下陷，不能上升。今主以群队升发，辅以和血补血，导入本经，助以相协收敛，用以清利除热，实脾胃，如此为治，理可推也。睛珠痛甚者，当归养荣汤主之。

【点评】本方主治凝脂翳、花翳白陷，配伍仿东垣升阳散火祛风之法。方中以藁本、川芎、羌活、独活、白芷、柴胡、桔梗祛风；以白芍、川芎和血调血，血行风自灭，伍诸风药亦散火郁；柴胡、黄芩、白芍清肝，疏解少阳；薄荷、桔梗、苍术、茯苓、黄芩清热去湿；蔓荆子、藁本升发阳气，祛风明目。

当归养荣汤 治睛珠痛甚不可忍。余治并同上。

防风 白芷各七分半 白芍药 熟地黄 当归 川芎各一钱 羌活七分半

作一服，水二盏，煎至一盏，去滓，食后热服。

上方，以七情五贼、劳役饥饱重伤脾胃。脾胃者，多血多气之所。脾胃受伤，则血亦病。血养睛，睛珠属肾，今生意已不升发，又复血虚不能养睛，故睛痛甚不可忍。以防风升发生意，白芷解利，引入胃经为君；白芍药止痛益气，通血承接上下为臣；熟地黄补肾水真阴为佐；当归、川芎行血补血，羌活除风，引入少阴经为使。血为邪胜，睛珠痛者，及亡血过多之病，俱宜服也。

服此药后，睛痛虽除，眼睫无力，常欲垂闭不减者，助阳活血汤主之。

【点评】本方主治血虚不能养睛所致目珠疼痛，以四物汤当归、熟地、川芎、白芍养血和血，羌活、防风、白芷疏风升发，合用则养血祛风。

助阳活血汤 治眼睫无力，常欲垂闭。余治同上。

黄芪　炙草　当归各五分　白芷　蔓荆子各四分　防风五分　升麻
柴胡各七分

作一服，水二盏，煎至一盏，去渣，稍热服。

上方，以黄芪治虚劳，甘草补元气为君；当归和血补血为臣；白芷、蔓荆子、防风。主疗风升阳气为佐；升麻导入足阳明足太阴脾胃，柴胡引至足厥阴肝经为使。心火乘金，水衰反制者，亦宜服也。有热者，兼服黄连羊肝丸。

【点评】以东垣益气升阳之法，黄芪、当归、炙甘草配伍升麻、柴胡、蔓荆子、白芷、防风益气升阳，主治气虚所致上睑下垂。

黄连羊肝丸 治目中赤脉红甚，眵多。余治同上。

黄连一两　白羯羊肝一个

先以黄连研为细末，将羊肝以竹刀刮下如糊，除去筋膜，入擂盆①中，研细，入黄连末为丸，如梧桐子大。每服三五十丸，加至七八十丸，茶清汤下。

上方，以黄连除热毒明目为君；以羊肝，肝与肝合，引入肝经为使。不用铁与刀者，忌铁器也。金克木，肝乃木也。一有金气，肝则

---

① 擂盆：研磨东西用的盆。擂，研磨。

畏而不受。盖专治肝经之药，非与群队者比也。肝受邪者，并皆治之。睛痛者，加当归。

决明益阴丸　治畏日恶火，沙涩难开，眵泪俱多，久病亦不瘥者，并皆疗之。余治同上。

羌活　独活各五钱　黄连酒制，一两　防风五钱　黄芩一两　归尾酒制五味子各五钱　石决明煅，三钱　草决明一两　甘草炙，五钱　黄柏　知母各一两

为末，炼蜜丸，桐子大。每服五十丸，加至百丸，茶汤下。

上方，以羌活、独活升清阳为君；黄连去热毒，当归尾行血，五味子收敛为臣；石决明明目磨障，草决明益肾疗盲，防风散滞①祛风，黄芩去目中赤肿为佐；甘草协和诸药，黄柏助肾水，知母泻相火为使。此盖益水抑火之药也。内急外弛之病，并皆服之。

【点评】用东垣之法，升清阳而泻阴火。

川芎行经散　治目中青臀，如物伤状，重者白睛如血贯。

枳壳　炙草各六分　白芷　防风　荆芥　薄荷　独活各四分　川芎当归各六分　红花少许　柴胡六分　茯苓三分　蔓荆子　羌活各四分　桔梗五分

作一服，水二盏，煎至一盏，去渣，大热服，食后。

上方，以枳壳、甘草和胃气为君；白芷、防风、荆芥、薄荷、独活疗风邪，升胃气为臣；川芎、当归、红花行滞血，柴胡去结气，茯苓分利除湿为佐；蔓荆子、羌活引入太阳经，桔梗利五脏为使。则胃脉调，小肠膀胱皆邪去凝行也。见热者，以消凝大丸子主之。

---

① 滞：施本作"邪"，当是。

【点评】东垣升降之法。方中川芎、当归、红花活血行血，柴胡、枳壳、桔梗、蔓荆子升降气机，羌活、独活、荆芥、防风、白芷、薄荷祛风升阳，茯苓利湿。后世清代王清任血府逐瘀汤，活血化瘀、升降气血，与本方相仿。

消凝大丸子　治证同上。或有眵泪沙涩者，并皆疗之。

川芎　当归各七钱　防风　荆芥　羌活　藁本　薄荷各半两　桔梗　甘草炙，各七钱　滑石　石膏　白术　黄芩　山栀各一两　连翘　菊花各七钱

先将滑石、石膏另研，余作细末，和匀，炼蜜为剂，每剂一两，分八丸。每服一丸，或二丸，茶汤嚼下。上方，消凝滞药也。君以川芎、当归，治血和血；臣以羌活、防风、荆芥、藁本、薄荷、桔梗，疗风散邪，引入手足太阳经；佐以白术、甘草、滑石、石膏，调补胃虚，通泄滞气，除足阳明经热；使以黄芩、山栀、连翘、菊花，去热除烦。淫①反克，风热不制者，俱宜服也。

【点评】本方为消凝滞药，故名消凝大丸子。方中以清热祛风、解郁散结为治。

千金磁朱丸　治神水宽大渐散，昏如雾露中行，渐睹空中有黑花，渐睹成物②二体，久则光不收，及内障，神水淡绿色、淡白色者。

磁石吸针者，二两　辰砂一两　神曲四两

先以磁石置巨火中，醋淬七次，晒干另研极细二两，辰砂另研极细一两，生神曲末三两，与前药和匀，更以神曲末一两，水和作饼，

---

① 淫：施本"淫"后有"热"，当是。
② 成物：施本作"物成"，当是。

煮浮为度，搜入前药，炼蜜为丸，如梧桐子大。每服一十丸，加至三十丸，空心饭汤下。

上方，以磁石辛咸寒镇坠肾经为君，令神水不外移也；辰砂微甘寒镇坠心经为臣，肝其母，比①子能令母实也，肝实则目明；神曲辛温甘，化脾胃中宿食为佐，生用者，发其生气，熟用者，敛其暴气也，服药后，俯视不见，仰视渐睹星月者，此其效也。亦治心火乘金，水衰反制之病。久病累发者，服之则永不更作。空心服此，午前更以石斛夜光丸主之。

石斛夜光丸 治证上同。

天门冬焙 人参 茯苓各二两 五味炒，半两 干菊花七钱 麦门冬 熟地黄各一两 菟丝子酒浸 干山药 枸杞各七钱 牛膝浸 杏仁去皮尖，各七钱半 生地黄一两 蒺藜 石斛 苁蓉 川芎 炙草 枳壳麸炒 青葙子 防风 黄连各半两 草决明八钱 乌犀镑② 羚羊角镑，各半两

为细末，炼蜜丸，桐子大。每服三五十丸，温酒盐汤任下。

上方，羡补药也，补上治下，利以缓，利以久，不利以速也。故君以天门冬、人参、菟丝子之通肾安神，强阴填精也；臣以五味子、麦门冬、杏仁、茯苓、枸杞子、牛膝、生熟地黄之敛气除湿，凉血补血也；佐以甘菊花、蒺藜、石斛、肉苁蓉、川芎、甘草、枳壳、山药、青葙子之疗风治虚，益气祛毒也；使以防风、黄连、草决明、羚羊角、生乌犀之散滞泄热，解结明目也。阴弱不能配阳之病，并宜服之。此从则顺之治法也。

【点评】本证为肾水不足，阴精亏虚，血虚有热所致。方中以

---

① 比：施本作"此"，当是。
② 镑（bàng 傍）：削。

天冬、人参、菟丝子养阴补肾填精，通肾安神。生地黄、熟地黄、五味子、麦冬、杏仁、茯苓、枸杞、牛膝凉血补血，养阴补肾，收敛肾精。菊花、蒺藜、石斛、苁蓉、川芎、甘草、枳壳、山药、青葙子疗风治虚，益气祛毒，并行神水之虚热瘀滞。防风、黄连、草决明、羚羊角、犀角散滞泻热，解结明目。诸药合用，肾阴得补，虚热可清，凉血益血，明目而清神水。

益阴补气丸 治证上同。

熟地黄三两　归尾酒制，半两　牡丹皮　五味子　干山药各五钱　茯苓　泽泻各二钱半　生地黄酒制，炒，四两　山茱萸　柴胡各半两

为末，炼蜜丸，如桐子大，水飞辰砂为衣。每服五七十丸，空心，淡盐汤下。

上方，壮水之主，以镇阳光，气为怒伤，散而不聚也。气病血亦病也。肝得血而后能视，又目为心之窍，心主血，故以熟地黄补血衰，当归尾行血，牡丹皮治积血为君；茯苓和中益真气，泽泻除湿泻邪气，生地黄补肾水真阴为臣；五味子补五脏，干山药平气和胃为佐；山茱萸强阴益精通九窍，柴胡引入厥阴经为使。蜜剂者，欲泥膈难下也；辰砂为衣者，为通于心也。然必兼《千金》磁朱丸服之，庶易为效。

〔点评〕本方系从六味地黄丸加味而来。方中用熟地黄、山药、山茱萸、牡丹皮、茯苓、泽泻三补三泻，滋阴补肾；其中山药、茯苓益气和中；加生地补肾阴，五味子补五脏明目，柴胡入肝经而升发，当归尾活血。水飞辰砂为衣入心，空心淡盐汤下入肾。诸药合用，养阴明目。

滋阴地黄丸　治证上同。眵多眊矂者，并皆治之。

黄连一两　黄芩　归身酒制,各半两　生地黄酒制,一两半　熟地黄半两　五味子三钱　人参二钱　天门冬焙　炙草各三钱　地骨皮二钱　枳壳　柴胡各三钱

为细末，炼蜜丸，如桐子。每服百丸，食后茶汤下，日三服。

上方，治主以缓，缓则治其本也。以黄连、黄芩，苦寒除邪气之盛为君；当归身辛温，生熟地黄苦甘寒，养血凉血为臣；五味子酸寒，体轻浮上，收神水之散大，人参、甘草、地骨皮、天门冬、枳壳苦甘寒，泻热补气为佐；柴胡引用为使也。亡血过多之病，有热者，亦宜服。

【点评】本方滋阴、泻火、益气。方中生地黄、熟地黄、当归身滋阴养血，天门冬、地骨皮滋阴降火，五味子补五脏明目，黄连、黄芩泻火，人参、炙甘草益气，柴胡、枳壳一升一降，柴胡引入肝经，肝开窍于目。

防风散结汤　治目上下睑隐起肉疣，用手法除病后服之。

防风　羌活　白芍药　归尾各五分　红花　苏木各少许　茯苓　苍术　独活　前胡　黄芩各五分　炙草　防己各六分

作一服，水二盏，煎至一盏，热服，渣再煎。

上方，以防风、羌活，升发阳气为君；白芍药、当归尾、红花、苏木，破凝行血为臣；茯苓泻邪气，苍术去上湿，前胡利五脏，独活除风邪，黄芩疗热滋化为佐；甘草和诸药，防己行十二经为使。病在上睑者，加黄连、柴胡，以其手少阴、足厥阴受邪也；病在下睑者，加藁本、蔓荆子，以其手太阳受邪也。

【点评】《审视瑶函》亦有防风散结汤一首，组成与《原机启微》所载之方有所差别，由玄参、前胡、赤芍药、黄芩、桔梗、防风、土贝母、苍术、白芷、陈皮、天花粉组成，功能清热化痰散结，亦用于胞生痰核，可与本方参看。

竹叶泻经汤　治眼目瘾涩，稍觉眊矂，视物微昏，内眦开窍如针，目痛，按之浸浸①脓出。

柴胡　栀子　羌活　升麻　炙草各五分　赤芍药　草决明　茯苓　车前子各四分　黄芩六分　黄连　大黄各五分　青竹叶一十②片　泽泻四分

作一服，水二盏，煎至一盏，食后，稍热服。

上方，逆攻者也。先以行足厥阴肝、足太阳膀胱之药为君，柴胡、羌活是也；二经生意，皆总于脾胃，以调足太阴、足阳明之药为臣，升麻、甘草是也；肝经多血，以通顺血脉，除肝邪之药，膀胱经多湿，以利小便，除膀胱湿之药为佐，赤芍药、草决明、泽泻、茯苓、车前子是也；总破其积热者，必攻必开，必利必除之药为使，栀子、黄芩、黄连、大黄、竹叶是也。

【点评】本方所治之证乃心脾湿热，上攻泪窍，腐泪成脓而成。心经有热，脾火内蕴，湿热聚结，上灼泪窍，腐而成脓，蕴聚泪窍，则眼目瘾涩，内眦开窍如针，目痛，按之脓出。治当清泻心脾，清利湿热而排脓解毒。目内眦为血轮，在脏属心，故以栀子仁、黄连、赤芍、青竹叶清泄心经实火，凉血解毒。黄芩、大黄泻脾经湿热，黄连兼清心脾两经。茯苓、泽泻、车前子利

---

① 浸浸：脓液渗出貌。
② 一十：施本作"十一"。

湿，栀子仁、青竹叶、大黄亦兼此功，上数品共用则清热利湿，使湿热之邪从膀胱下窍小便而出，则湿热脓腐易除。草决明清肝明目。柴胡、羌活、升麻为风药升散，引诸药上达，并升散湿热郁结之火，又有"火郁发之"之意。

蜜剂解毒丸　治证上同。

杏仁去皮尖，二两，另研　山栀十两，末　石蜜炼，一斤　大黄五两，末

蜜丸，如梧桐子大。每服三十丸，加至百丸，茶汤下。

上方，以^①甘润治燥为君，为燥为热之原也；山栀子微苦寒治烦为臣，为烦为热所产也；石蜜甘平温，安五脏为佐，为其解毒除邪也；大黄苦寒，性走不守，泻诸实热为使，为攻其积，不令其重叠不解也。

决明夜灵散　治目至夜则昏，虽有灯月，亦不能视。

石决明另研　夜明沙另研，各二钱　猪肝一两，生用，不食猪者，以白羯羊肝代之

二药末和匀，以竹刀切肝作二片，以上药铺于一片肝上，以一片合之，用麻皮缠定，勿令药得泄出，淘米泔水一大碗，贮沙罐内，不犯铁器，入肝药于中，煮至小半碗，临睡，连肝药汁服之。

上方，以决明镇肾经益精为君；夜明沙升阳主夜明为臣；米泔水主脾胃为佐；肝与肝合，引入肝经为使。

冲和养胃汤　治内障初起，视觉微昏，空中有黑花，神水变淡绿色，次则视歧，睹一成二，神水变淡白色，久则不睹，神水变纯白色。

柴胡七钱　人参　当归酒浸，各一两　五味子二钱　白芍药六钱　白茯

---

① 以：施本在"以"后有"杏仁"二字，当是。

苓三钱　羌活一两半　炙草一两　防风半两　黄芪一两半　白术①两　升麻一两　葛根一两　干生姜一钱

每服六钱，水三盏，煎至二盏，入黄芩、黄连各一钱，再煎至一盏，去滓，稍热，食后服。

上方，因肝木不平，内夹心火，故以柴胡平肝，人参开心，黄连泻心火为君；酒制当归荣百脉，五味敛百脉之沸，心包络主血，白芍药顺血脉、散恶血为臣；白茯苓泻膀胱之湿，羌活清利小肠之邪，甘草补三焦，防风升胆之降为佐；阴阳皆总于脾胃，黄芪补脾胃，白术健脾胃，升麻、葛根行脾胃之经，黄芩退壮火，干生姜入壮火为导为使。此方逆攻、从顺、反异、正宜俱备。

【点评】从脾胃论治内障眼病，宗东垣之法。

益气聪明汤　治证上同。并治耳聋耳鸣。

黄芪　人参各一钱二分半　甘草炙，五分　升麻七钱半　葛根三钱　蔓荆子一钱半　芍药　黄柏酒炒，各一钱

每服四钱，水二盏，煎至一盏，去渣，临睡热服，五更再煎服。

上方，以黄芪、人参之甘温，治虚劳为君；甘草之甘平，承接和协，升麻之苦平微寒，行手阳明、足阳明、足太阴之经为臣；葛根之甘平，蔓荆子之辛温，皆能升发为佐；芍药之酸微寒，补中焦、顺血脉，黄柏之苦寒，治肾水膀胱之不足为使。酒制又炒者，因热用也。或有热，可渐加黄柏，春夏加之，盛暑倍加之，加多则不效，脾胃虚者去之。热倍此者，泻热黄连汤主之。

---

① 白术：施本在"白术"后有"一"字，当是。

【点评】益气聪明汤为东垣名方，益气升阳而耳聪目明。方中黄芪、人参、甘草补气，升麻、葛根、蔓荆子升发清阳，芍药养阴和血，炒黄柏滋肾泻火。

泻热黄连汤 治内障，症同上，有眵泪。

黄芩酒炒 黄连酒洗 柴胡酒炒 生地黄酒洗，各一两 升麻半两 龙胆草三钱，为反助阴也。

上方，治主治客之剂也。治主者，升麻主脾胃，柴胡行肝经为君；生地黄凉血为臣，为阳明、太阴、厥阴多血故也。治客者，黄连、黄芩，皆疗湿热为佐；龙胆草专除眼中诸疾为使，为诸湿热俱从外来为客也。

【点评】黄芩、黄连清热燥湿，龙胆草清肝泻火，生地清热凉血，柴胡、升麻升散郁热，且柴胡入肝经，升麻清热解毒。

还阴救苦汤 治目久病，白睛微变青色，黑睛稍带白色，黑白之间，赤环如带，谓之抱轮红，视物不明，昏如雾露中，睛白高低不平，其色如死，甚不光泽，口干舌苦，眵多羞涩，上焦应有热邪。

升麻 苍术 甘草炙 柴胡 防风 羌活各半两 细辛二钱 藁本四钱 川芎一两 桔梗半两 红花一钱 归尾七钱 黄连 黄芩 黄柏 知母 生地黄 连翘各半两 龙胆草三钱

每服七钱，水二盏，煎至一盏，去滓，热服。

上方，以升麻、苍术、甘草，诸主元气为君，为损者温之也；以防风、柴胡、羌活、细辛、藁本，诸升阳化滞为臣，为结者散之也；以川芎、桔梗、红花、当归尾，诸补行血脉为佐，为留者行之也；以黄连、黄芩、黄柏、知母、连翘、生地黄、龙胆草，诸去除热邪为使，为客者除之也。奇经客邪之病，强阳搏实阴之病，服此亦具验。

【点评】本方所治之证乃风湿火毒瘀结，热邪上攻所致。治当清热燥湿解毒，祛风活血散结。方中以黄芩、黄连、黄柏、龙胆草大苦大寒之品清热燥湿解毒，直泻三焦火邪。知母清热泻火，连翘清热解毒兼能散结，助三黄、龙胆草直折火势，共除热邪，为"客者除之"之意。柴胡、防风、升麻、羌活、细辛、藁本疏风散邪，升阳化滞，为"结者散之"之意，且羌活、藁本、细辛又能辛温胜湿、祛风止痛。川芎、红花、桔梗、归尾通行血脉，合连翘活血散结，消散热毒瘀结，为"留者行之"之意。苍术辛温燥湿，合三黄清热除湿。甘草调和药性，又可调中防苦寒伤阴。本方升散药与清热药合用，相辅相成，清热燥湿解毒，祛风活血散结，则热者可清，湿者可除，结者可散。

菊花决明散　治症上同。

草决明　石决明_{东流水煮一伏时①，另研极细入药}　木贼草　防风　羌活
蔓荆子　甘菊花　甘草_炙　川芎　石膏_{另研极细入药}　黄芩_{各半两}

为细末。每服二钱，水盏半，煎八分，连末服，食后。

上方，以明目除翳为君者，草决明、石决明、木贼草也；以散风升阳为臣者，防风、羌活、蔓荆子、甘菊花也；以和气顺血为佐者，甘草、川芎也；以疗除邪热为使者，黄芩、石膏也。内急外弛之病，亦宜其治。

【点评】本方所治之证乃风热火邪上犯，黑睛生翳所致。治当

---

① 一伏时：当为"一复时"，指一个对时，如子时到子时，丑时到丑时，即十二个时辰，二十四小时。

退翳明目，疏风清热。方中以石决明咸平，善治风热入肝，平肝而退翳明目，为磨翳消障之专药；决明子苦甘微寒，清肝明目而退翳；木贼草甘微苦性凉，疏风清热而明目退翳，专主眼目风热暴翳。防风、羌活、蔓荆子、甘菊花疏散风邪。川芎、甘草和气顺血，《本草汇言》云川芎能"上行头目……虽入血分，又能去一切风，调一切气"，故川芎除活血外，又寓祛风之意。黄芩、石膏清除热邪，合血分之川芎又能凉血活血。

神验锦鸠丸　治症上同。兼口干舌苦，眵多羞涩，上焦邪热。

甘菊花_{半两} 草决明　蕤仁_{去皮，各三两}　牡蛎_{洗，火，粉，半两}　黄连　蒺藜_{炒，去尖}　防风_{各五两}　羌活_{三两}　细辛_{五两}　瞿麦_{三两}　白茯苓_{四两}　肉桂_{二两}　斑鸠_{一只，跌死，去皮毛肠嘴爪，文武火连骨炙干}　羯羊肝_{一个竹刀薄批，炙令焦，忌用铁刀}　蔓菁子_{二升，淘净绢袋盛，甑蒸一伏时，晒干}

为细末，炼蜜为剂，杵五百下，丸如桐子大。每服二十丸，加至三五十丸，空心，温汤下。

上方，以甘菊花、草决明，主明目为君；以蕤仁、牡蛎、黄连、蒺藜，除湿热为臣；以防风、羌活、细辛之升上，瞿麦、茯苓之分下为佐；以斑鸠补肾，羊肝补肝，肉桂导群药入热邪为使。此方制之大者也，肾肝位远，服汤药散不厌频多之义也。

【**点评**】制方之大，因肝肾位远，服汤药散不厌频多。后世亦有"治下焦如权，非重不沉"之说，值得思考。

万应蝉花散　治证上同。

蝉蜕_{去土，半两}　蛇蜕_{炙，三钱}　川芎　防风　羌活　炙草_{各一两}　苍术_{四两}　赤芍药_{三两}　当归　白茯苓_{各一两}　石决明_{东流水煮一伏时，另研极}

细，一两半

为细末。每服二钱，食后临卧时，浓米泔调下，热茶清亦可。

上方，制之服①者也。奇之不去，则偶之，是为重方也。今用蝉蜕，又用蛇蜕者，取其重蜕之义，以除翳为君也；川芎、防风、羌活，皆能清利头目为臣也；甘草、苍术，通主脾胃，又脾胃多气多血，故用赤芍药补气，当归补血为佐也；石决明镇坠肾水，益精还阴，白茯苓分阴阳上下为使也。亦治奇经客邪之病。

【点评】明目退翳之方。退翳有四法：疏风、活血、清肝明目、用虫所蜕皮也。方中蝉蜕、蛇蜕、羌活、防风疏风，川芎、赤芍药、当归活血，石决明清肝滋肾明目，苍术、白茯苓、甘草调中益气。

黄芪防风饮子　治眼棱紧急，以致倒睫拳毛，损睛生翳，及上下睑眦赤烂，羞涩难开，眵泪稠黏。

蔓荆子_{五分}　细辛_{二分}　葛根_{一钱半}　炙草　黄芪　防风_{各一钱}　黄芩_{五分}

作一服，水二盏，煎至一盏，去滓，大热服。

上方，以蔓荆子、细辛为君，除手太阳手少阴之邪，肝为二经之母，子平母平，此实则泻其子也；以甘草、葛根为臣，治足太阴足阳明之弱，肺为二经之子，母薄子单，此虚则补其母也；黄芪实皮毛，防风散滞气，用之以为佐；黄芩疗湿热，去目中赤肿，为之使也。

【点评】东垣升阳泻火之法。黄芪、炙甘草益气，蔓荆子、细辛、葛根、防风升阳、疏风散邪，黄芩泻火。

---

① 服：施本作"复"。

无比蔓荆子汤　治证上同。

黄芪　人参各一钱　黄连　柴胡各七分　蔓荆子　当归　葛根　防风各五分　生草一钱　细辛叶三①分

作一服，水二盏，煎至一盏，去滓，稍热服。

上方，为肺气虚耶，黄芪、人参实之，为君；心受邪耶，黄连除之，肝受邪耶，柴胡除之，小肠受邪耶，蔓荆子除之，为臣；当归和血，葛根解除为佐；防风疗风散滞，生甘草大泻热火，细辛利九窍，用叶者，取其升上之意，为使也。

【点评】黄芪、人参益气补虚，蔓荆子、柴胡、葛根、防风、细辛升阳、疏风散邪，黄连清心热，柴胡入肝经，当归和血，生甘草泻火解毒。原文"细辛利九窍，用叶者，取其升上之意"一说，值得思考。

拨云退翳丸　治阳跷受邪，内眦即生赤脉缕缕，根生瘀肉，瘀肉生黄赤脂，脂横侵黑睛，渐蚀神水，锐眦亦然，俗名攀睛。

川芎一两五钱　菊花一两　蔓荆子二两　蝉蜕一两　蛇蜕炙，三钱　密蒙花二两　薄荷叶半两　木贼草去节，二两　荆芥穗一两　黄连　楮桃仁各半两　地骨皮一两　天花粉六钱　炙草三钱　川椒皮七钱　当归　白蒺藜去刺，炒，各一两五钱

为细末，炼蜜成剂，每两作八丸。每服一丸，食后临睡。细嚼，茶清下。

上方，为奇经客邪而作也。《八十一难经》曰：阳跷脉者，起于跟中，循外踝上行入风池。风池者，脑户也。故以川芎治风入脑，以

---

① 三：施本作"五"。

菊花治四肢游风,一疗其上,一平其下为君;蔓荆子除手太阴之邪,蝉蜕、蛇蜕、木贼草、密蒙花除郁为臣;薄荷叶、荆芥穗、白蒺藜诸疗风者,清其上也,楮桃仁、地骨皮诸通小便者,利其下也,为佐;黄连除胃中热,天花粉除肠中热,甘草和协百药,川椒皮利五脏明目,诸所病处血亦病,故复以当归和血为使也。楮桃仁,即楮实子也。

【点评】清热泻火疏风、明目退翳之方。

栀子胜奇散　治症同上。并有眵泪,羞涩难开。

蛇蜕　草决明　川芎　荆芥穗　蒺藜炒　谷精草　菊花　防风
羌活　密蒙花　甘草炙　蔓荆子　木贼草　山栀子　黄芩各等①分

为细末。每服二钱,食后临睡,热茶清调下。

上方,以蝉②蜕之咸寒,草决明之咸苦,为味薄者通,通者通其经络也;川芎、荆芥穗之辛温,白蒺藜、谷精草之苦辛温,菊花之苦甘平,防风之甘辛为臣,为气辛者发热,发热者升其阳也;羌活之苦甘温,密蒙花之甘微寒,甘草之甘平,蔓荆子之辛微寒为佐,为气薄者发泄,发泄者清利其诸关节也;以木贼草之甘微苦,山栀子、黄芩之微苦寒为使,为味厚者泄,泄者,攻其壅滞有余也。

【点评】本方所治之证乃心肺蕴热,风热外犯所致。素有心肺蕴热,加之风热外犯,则风热痛痒,眵多泪涩,羞明怕热难开,热邪壅滞,脉络瘀滞而赤脉缕睛,渐生翳肉。治当疏风清热,祛瘀退翳。方中以蝉蜕、草决明为君,蝉蜕祛风明目,善去赤膜。

---

①　等:施本作"三"。
②　蝉:施本作"蛇",当是。

草决明清热泻火明目，《神农本草经》言其主"肤赤白膜，眼赤痛泪出"。谷精草疏散风热、养肝明目，菊花清热祛风、清肝明目，白蒺藜平肝退翳明目，川芎活血祛瘀，防风、荆芥穗疏散风邪、升阳化滞，六味共为臣药。羌活祛风升阳，蔓荆子、木贼草辛凉祛风、退翳明目，密蒙花清肝退翳明目，山栀、黄芩清心肝之热，攻泄壅滞之邪，以上为佐药。甘草禀调和之性，为使药。诸药合用，辛凉、辛温同用，疏风散邪，清热明目，消散瘀滞，则胬肉可退。

磨障灵光膏 治症上同。

黄连_{剉如豆大，一两，童便浸一宿，晒，为末} 黄丹_{水飞三两} 当归_{取细末，二钱} 麝香_{另研末} 乳香_{另研末，各五分} 轻粉_{另研} 硇砂_{另研末} 白丁香_{取末，各一钱} 龙脑_{少许，末} 海螵蛸_{取末，一钱} 炉甘石_{六两，另以一两黄连，剉，置水中，烧炉甘石通红，淬七次}

先用好白沙蜜一十两，或银器沙锅内，熬五七沸，以净纸搭去蜡面，除黄丹外，下余药，用柳木搅匀，次下黄丹再搅，慢火徐徐搅至紫色，却将乳香、麝香、轻粉、硇砂和匀，入上药内，以不粘手为度，急丸如皂角刺大，以纸裹之。每用一丸，新汲水化开，旋入龙脑少许，时时点翳上。

上方，以黄连去邪热，主明目为君；以黄丹除热除毒，炉甘石疗湿收散为臣；以当归和血脉，麝香、乳香诸香通气，轻粉杀疮为佐；以硇砂之能消，海螵蛸之磨翳，白丁香之主病不移，龙脑之除赤脉去外障为使也。

【点评】《原机启微》外用方药制作工艺较《眼科龙木论》外用方药工艺更为繁复精良，对后世《审视瑶函》《目经大成》有较大影响。

消翳复明膏　治症上同。

黄丹_{水飞，四两}　青盐_{一两，另研}　白沙蜜_{一斤}　诃子_{八个，去核，取末}
海螵蛸_{三钱，取末}

先将蜜熬数沸，净纸搭去蜡面，却下黄丹，用棍搅匀，旋下余药，将至紫色取出。

黄连_{十两}　蕤仁_{半两}　木贼草_{一两}　龙胆草_{二两}　杏仁_{七十五个，去皮尖}

通入瓷器内，水一斗浸之，春秋五日，夏三日，冬十日，入锅内，文武火熬至小半升，滤去渣，重汤炖成膏子，却入前药熬之，搅成紫色，入龙脑一钱。每用少许，点上，药干，净水化开用。

上方，以黄连为君，为疗邪热也；蕤仁、杏仁、龙胆草为臣，为除赤痛，润烦燥，解热毒也；黄丹、青盐、龙脑、白沙蜜为佐，为收湿烂，益肾气，疗赤肿，和百药也；诃子、海螵蛸、木贼草为使，为涩则不移，消障磨翳也。

除风益损汤　治目为物伤者。

熟地黄　当归　白芍药　川芎_{各一钱}　藁本　前胡　防风_{各七分}

作一服，水二盏，煎至一盏，去滓，大热服。

上方，以熟地黄补肾水为君，黑睛为肾之子，此虚则补其母也；以当归补血，为目为血所养，今伤则血病，白芍药补血又补气，为血病气亦病也，为臣；川芎治血虚头痛，藁本通血去头风为佐；前胡、防风，通疗风邪，俾不凝留为使。兼治亡血过多之病。

伤于眉骨者，病自目系而下，以其手少阴有疗①也，加黄连疗

---

① 疗：施本作"瘀"，当是。

之。伤于颛①者，病自抵过而上；伤于耳者，病自锐眦②而出③，以其手太阳有隙也，加柴胡疗之。伤于额交巅耳上角及脑者，病自内而出，以其足太阳有隙也，加苍术疗之。伤于耳后、耳角、耳前者，病自客主人斜下；伤于颊者，病自锐眦而入，以其足少阳有隙也，加龙胆草疗之。伤于额角及巅者，病自目系而下，以其足厥阴有隙也，加五味子疗之。凡伤甚者，从权倍加大黄，泻其败血。眵多泪多，羞涩赤肿者，加黄芩疗之。

【点评】除风益损汤为治眼外伤名方。由四物汤加藁本、前胡、防风等祛风药而成。本书"为物所伤之病"一节有本方加减法，根据伤损部位增加黄连、柴胡、苍术、龙胆草、五味子等不同药物，伤重者加大黄泻其败血，红肿涩痛加黄芩。

加减地黄丸　治症上同。

生地黄　熟地黄各半斤　牛膝　当归各三两　枳壳二两　杏仁　羌活
防风各一两

为细末，炼蜜为丸，如桐子大。每服三十丸，空心食前，温酒送下，淡盐汤亦可。

上方，以地黄补肾水真阴为君，夫肾水不足者，相火必盛，故生熟地黄退相火也；牛膝逐败血，当归益新血为臣；麸炒枳壳和胃气，谓胃为多血生血之所，是补其原，杏仁润燥，谓血少生燥为佐；羌活、防风，俱升发清利，大除风邪为④，七情五贼、饥饱劳役之病。

---

① 颛(zhuō 桌)：颧骨。
② 眦：据上下文例，当为"眦"之形误。
③ 出：施本作"入"，当是。
④ 为：施本在"为"后有"使"字，当是。

睛痛者，与当归养荣汤兼服；伤寒愈后之病，及血少血虚血亡之病，俱宜服也。

【点评】本方所治之证乃因肝肾两虚，阴血不足，风邪外犯所致。方中以生熟地补肾水真阴，退相火。牛膝逐败血，当归益新血，二药与生熟地合用则补肝益肾、滋阴养血。枳壳和胃气，胃气和而能生血，是补其生血之源。杏仁润肺、散血降气。羌活、防风祛风邪，和滋阴养血诸药则升发清利，以治标实。本方正邪标本兼顾，以滋养肝肾阴血为主，兼散风邪。

人参补阳汤 治伤寒余邪不散，上走空窍，其病隐涩赤胀，生翳羞明，头痛骨痛。

羌活 独活_{各六分} 白芍药 生地黄 泽泻_{各三分} 人参 白术 茯苓 黄芪 炙草 当归_{各四分} 柴胡 防风_{各五分} 熟地黄_{四分，酒}洗，焙①

作一服，水二盏，煎至一盏，去渣热服。

上方，分利阴阳、升降上下之药也。羌活、独活为君者，导阳之升也；茯苓、泽泻为臣者，导阴之降也；人参、白术，大补脾胃，内盛则邪自不容，黄芪、防风，大实皮毛，外密则邪自不入，为之佐也；当归、熟地黄俱生血，谓目得血而能视，生地黄补肾水，谓神水属肾，白芍药理气，柴胡行经，甘草和百药，为之使也。

【点评】本方亦用东垣之法。原文说本方方药"分利阴阳、升降上下"，正是易水心法。

---

① 焙：施本作"炒"。

抑阳酒连散 治神水紧小，渐如菜子许，及神水外围，相类虫蚀者，然皆能睹物不昏，微有羞涩之证。

生地黄 独活 黄柏 防风 知母各三分 蔓荆子 前胡 羌活 白芷 生草各四分 黄芩酒制 寒水石 栀子 黄连酒制，各五分 防己三分

作一服，水二盏，煎至一盏，去滓，大热服。

上方，抑阳缓阴之药也。以生地黄补肾水真阴为君；独活、黄柏、知母，俱益肾水为臣；蔓荆子、羌活、防风、白芷，群队升阳之药为佐者，谓既抑之，令其分而更不相犯也；生甘草、黄芩、栀子、寒水石、防己、黄连，不走之药为使者，惟欲抑之，不欲祛除也。诸用酒制者，为引导也。

【点评】本方所治之证系由风湿蕴热所致。方中羌活、独活祛风湿。知母、黄柏苦寒坚阴、清热除湿，合羌活、独活善除风湿热邪。黄芩、黄连清热燥湿，栀子、寒水石清热利湿，防己祛风湿利水，白芷、蔓荆子、前胡皆可辛散风邪，白芷又可燥湿，生地补肾水真阴，并可使除湿而不伤阴。甘草调和药性，调中防苦寒伤阴。另"凡用酒制者，为之引导耳"。诸药合用，清热祛风除湿。本方主要用于瞳神紧小或瞳神干缺见风湿热证者。

当归补血汤 治男子衄血便血，妇人产后崩漏，亡血过多，致睛珠疼痛，不能视物，羞明酸涩，眼睫无力，眉骨太阳，俱各酸痛。

熟地黄 当归各六分 川芎 牛膝 白芍药 炙草 白术 防风各五分 生地黄 天门冬各四分

作一服，水二盏，煎至一盏，去滓，稍热服。恶心不进食者，加生姜煎。

上方专补血，故以当归、熟地黄为君；川芎、牛膝、白芍药为臣，以其祛风续绝定痛而通补血也；甘草、白术，大和胃气，用以为佐；防风升发，生地黄补肾，天门冬治血热，谓血亡生风燥，故以为使。

【点评】四物汤合牛膝调血；白术、甘草和胃，脾胃为气血生化之源；防风升散，生地、天冬清热凉血而补肾阴。

羚羊角散 治小儿斑疹后，余毒不解，上攻眼目，生翳羞明，眵泪俱多，红赤肿闭。

羚羊角镑 黄芩 黄芪 草决明 车前子 升麻 防风 大黄 芒硝各等分

作一服，水一盏，煎半盏，去滓，稍热服。

上方，以羚羊角主明目为君；升麻补足太阴以实内，逐其毒也，黄芪补手太阴以实外，御其邪也，为臣；防风升清阳，车前子泻浊阴为佐；草决明疗赤痛泪出，黄芩、大黄、芒硝，用以攻其固①热为使。然大黄、芒硝乃大苦寒之药，智者当量其虚实，以为加减。未满二十一日而目疾作者。消毒化斑汤主之。

消毒化斑汤 治小儿斑疹，未满二十一日而目疾作者。余症上同。

羌活五分 藁本二分 细辛一分 黄连三分 黄芩一分 酒芩二分 酒黄柏三分 生地黄二分 麻黄五分 升麻五分 白术一分 苍术二分 生甘草一分 吴茱萸半分 陈皮二分 红花半分 苏木一分 当归三分 连翘三分 防风五分 川芎二分 葛根一分 柴胡二分

---

① 固：同"痼"，久病。

上方，功非独能于目，盖专于斑者而置也。今以治斑之剂治目者，以其毒尚炽盛，又傍害于目也。夫斑疹之发，初则膀胱壬水克小肠丙火，羌活、藁本，乃治足太阳之药，次则肾经癸水又克心火，细辛主少阴之药，故为君；终则二火炽盛，反制寒水，故用黄连、黄芩、黄柏以疗二火，酒制者，反治也，生地黄益肾水，故为臣；麻黄、防风、川芎升发阳气、祛诸风邪，葛根、柴胡解利邪毒，升麻散诸郁结，白术、苍术除湿和胃，生甘草大退诸热，故为佐；气不得上下，吴茱萸、陈皮通之，血不得流行，苏木、红花顺之，当归愈恶疮，连翘除客热，故为使。此方君臣佐使，逆从反正，用药治法俱备，通造化明药性者能知也。如未见斑疹之前，小儿耳尖冷，呵欠，睡中惊，嚏喷，眼涩，知其必出斑者，急以此药投之。甚者则稀，稀者立已，已后无二出之患。

【点评】以清热泻火、疏风散邪、活血化瘀为治。

茯苓燥湿汤 治小儿易饥而渴，瘦瘠，腹胀下利，作誓誓声，目病生翳，睑闭不开，眵泪如糊，久而脓流，俗谓之疳毒眼。

甘草炙，二分　人参一分　柴胡四分　白术二分　枳壳麸炒，二分　苍术三分　茯苓二分　泽泻一分半　前胡三分　川芎三分半　薄荷叶二分　羌活三分半　独活三分　蔓荆子二分

作一服，水一盏半，煎至七分，去渣，稍热服。

上方，为小儿寒暑饮食不调而酿成此症。夫寒暑饮食不节，皆能伤动脾胃，脾胃阴阳之会元①也。故清阳下而不升，滞②阴上而不降。

①　会元：汇要。
②　滞：施本作"浊"，当是。

今以白术、人参，先补脾胃为君；柴胡、甘草、枳壳，辅上药补脾胃为臣；苍术燥湿，茯苓、泽泻导浊阴下降为佐；然后以羌活、独活、防风、蔓荆子、前胡、川芎、薄荷诸主风药以胜湿，引清阳上升为使。此正治神效之法也。

【点评】本方治疗小儿疳眼，以补脾益气、升发清阳、祛风燥湿、升清降浊为治。

升麻龙胆草饮子　治小儿疳眼，流脓生翳，湿热为病。

升麻二钱　羌活三钱　麻黄一钱半　炙草　谷精草　蛇蜕各半钱　龙胆草三钱　川郁金半钱　黄芩炒，一钱　青蛤粉三钱

为细末。每服二钱，热茶清浓调服。

上方君以升麻，足阳明胃足太阴脾也；臣以羌活、麻黄，风能胜湿也；佐以甘草，承和上下，谷精草明目退翳，蛇蜕主小儿惊疳等疾；使以青蛤粉，治疳止利，川郁金补①血，龙胆草疗眼中诸疾，黄芩除上热，目内赤肿，火炒者妙，龙胆草性已苦寒，恐重之，则又过于寒也。

---

① 补：施本作"破"，当是。

附 录

论目为血脉之宗

《内经》曰：诸脉者，皆属于目，目得血而能视。《针经》曰：五脏六腑精气，皆上注于目而为之精。精之窠为眼，骨之精为黑眼，血之精为络，其窠气之精为白眼，肌肉之精则为约束，裹撷筋骨，血气之精而与脉并为系，上属于脑，后出于项中。故邪中于项，因逢其身之虚，其入深，则随眼系入于脑则脑转，脑转则引目系急，目系急则目眩以转矣。邪中其精，其精所中，不相比也。则精散，精散则视歧，故见两物。目者，五脏六腑之精，荣卫魂魄之所常营也，神气之所生也。故神劳则魂魄散，志意乱。是故瞳子黑眼发于阴，白眼赤脉发于阳，故阴阳合传而为精明也。目者，心之使也；心者，神之舍也。故神精乱而不转，卒然见非常之处，精神魂魄，散不相得，故曰惑也。东垣曰：夫十二经脉，三百六十五络，其血气皆上走于面而走空窍，其清阳气上散于目而为精，其气走于耳而为听。因心烦事冗，饮食失节，劳役过度，致脾胃虚弱，心火太盛，则百脉沸腾，血脉逆行，邪害空窍，失明则日月不明矣。夫五脏六腑之精气，皆禀受于脾，上贯于目。脾者，诸阴之首也；目者，血脉之宗也。故脾虚则五脏之精气皆失所司，不能归明于目矣。心者，君火也，主人之神，宜静而安，相火化行其令。相火者，包络也，主百病，皆荣于目。既劳役运动，势乃妄行，又因邪气所并而损血脉，故诸病生焉。凡医者，不理脾胃，及养血安神，治标不治本，是不明正理也。

按：此论目为脏腑血脉精气之宗，至为详悉。岂但世俗拘之于五轮八廓而已也。

【点评】五脏六腑精气，皆上注于目而为之精，目为脏腑血脉精气之宗。眼部的络脉又非常丰富，所谓十二经脉、三百六十五络血气皆上走于面而走空窍。故目为血脉之宗。因此，临床治疗目病要注重从血脉调治。

论目昏赤肿翳膜皆属于热

《原病式》曰：目昧不明，目赤肿痛，翳膜眦疡，皆为热也。及目膜，俗谓之眼黑，亦为热也。或平白目无所见者，热气郁之甚也。或言目昧为肝肾虚冷者，误也。是以妄谓肝生于目，肾主瞳子，故妄言目昧为虚而冷也。然肾水，冬阴也，虚则当热；肝木，春阳也，虚则当冷。肾阴肝阳，岂能同虚而为冷者欤。或通言肝肾之中，阴实阳虚，而无由目昧也。俗妄谓肝肾之气衰少，而不能至于目也。不知经言热甚目瞑，眼黑也，岂由寒尔。又考仲景言伤寒病，热极则不识人，乃目盲也。《正理论》曰：由热甚怫郁于目而致之然也。若目无所见，耳无所闻，悉由热气怫郁、玄府闭密而致。气液血脉，荣卫精神，不能升降出入故也，各随郁结微甚而见病之轻重也。故知热郁于目，无所见也。故目微昏者，至近则转难辨物，由目之玄府闭小也，隔缣视物①之象也。或视如蝇翼者，玄府有所闭合者也。或目昏而见黑花者，由热气甚而发之于目。亢则害，承乃制，而反出其泣，气液昧之，以其至近，故虽微而亦见如黑花也。及冲风泣而目暗者，由热甚而水化制之也。故经言厥则目无所见。夫人厥则阳气并于上，阴气并于下。阳并于上，则火独光也；阴气并于下则足阴，足阴则胀也。夫一水不能胜五火，故目眦而盲。是以冲风泣下而不止。夫风之中于目也，阳气内守于睛，是火气燔目，故见风泣下。

按：此论热甚怫郁，阴阳并厥，玄府闭密，致目病之由为详，盖一主于火热之化也。若由饮食辛热，七情所动，六气淫郁，气血虚实，则东垣、子和、陈无择辈，论亦已详，然亦有痰热湿热，与夫服食金石燥热之药致者。或久病后，荣卫虚弱，肝气肾阴不足，或元气精气虚衰，及脱营为病，皆有虚热实热之殊，并宜分治。

【点评】本篇虽云"目昏赤肿翳膜，皆属于热"，但火热须分实火、虚火、郁火。实火可泻，虚火可补，郁火可散，临床需区分，灵活对待。本篇又宗刘完素之说，探讨了眼科火热证与玄府郁闭、热气怫郁之间的关系，是刘完素有关眼科理论的著名论述，在眼科病因上有重要影响。

论眼证分表里治

《机要》曰：在腑则为表，当除风散热；在脏则为里，宜养血安

---

① 隔缣视物：隔着绢布看东西，形容视物模糊不清。

神。暴发者，为表而易治；久病者，在里而难愈。

【点评】本段论述眼科病证按表里论治的重要治则。

论目疾宜出血最急

子和曰：圣人虽言目得血而能视，然血亦有太过不及也。太过则目壅塞而发痛，不及则目耗竭而失明。故年少之人多太过，年老之人多不及。但年少之人，则无不及；年老之人，其间犹有太过者，不可不察也。夫目之内眦，太阳经之所起，血多气少；目之锐眦，少阳经也，血少气多；目之上纲，太阳经也，亦血多气少；目之下纲，阳明经也，血气俱多。然阳明经起于目两旁交頞之中，与太阳少阳俱会于目。惟足厥阴经连于目系而已。故血太过者，太阳阳明之实也；血不及者，厥阴之虚也。故出血者，宜太阳阳明。盖此二经，血多故也。少阳一经，不宜出血，血少故也。刺太阳阳明出血，则目愈明；刺少阳出血，则目愈昏。要知无使太过不及，以养血目而已。凡血之为物，太多则滥，太少则枯。人热则血行疾而多，寒则血行迟而少，此常理也。目者，肝之外候也。肝主目，在五行属木，虽木之为物，太茂则蔽密，太衰则枯瘁矣。夫目之五轮，乃五脏六腑之精华，宗脉之所聚。其白轮属肺金，肉轮属脾土，赤脉属心火，黑水神光属肾水，兼属肝木，此世俗皆知之矣。及有目疾，则不知病之理，岂知目不因火则不病，何以言之？白轮变赤，火乘肺也；肉轮赤肿，火乘脾也；黑水神光被翳，火乘肝与肾也；赤脉贯目，火自甚也。能治火者，一句可了。故《内经》曰：热胜则肿。凡目暴赤肿起，羞明隐涩，泪出不止，暴寒目瞒，皆太热之所为也。治火之法，在药则咸寒，吐之下之；在针则神廷、上星、囟会、前顶、百会，血之翳者可使立退，痛者可使立已，昧者可使立明，肿者可使立消。惟小儿不可刺囟会，为肉分浅薄，恐伤其骨。然小儿水在上，火在下，故目明；老人火在上，水不足，故目昏。《内经》曰：血实者宜决之。又经曰：虚者补之，实者泻之。如雀目不能夜视，及内障暴怒，大忧之所致也。皆肝主目，血少禁出血，止宜补肝养肾。至于暴赤肿痛，皆宜以铍针①刺前五穴出血而已，次调盐油以涂发根。甚者，虽至于再，至于三，可也。量其病势，以平为期。

按：此谓目疾出血最急，于初起热痛暴发，或久病郁甚，非三棱针宣泄不可。然年高之人，及久病虚损，并气郁者，宜从毫针补泻之则可。故知子和亦大略言尔。于少阳一经，不宜出血，无使太过不及，以养血目而已。斯意可见。

【点评】本篇宗张子和之说，探讨眼科刺络放血疗法，实际为一种祛邪攻邪的手段。

论内障外障

《龙木论》曰：眼疾有七十二般内障，二十三候外障，四十九候病状，一一不同。据其疾状，认识既不差错，治疗少有所凭。

---

① 铍针：铍针即铍针，又名剑针，古代九针之一。《灵枢·九针十二原》："铍针者，末为剑锋，以取大脓。"《灵枢·九针论》："铍针，取法于剑锋，广二分半，长四寸，主大痈脓，两热争者也。"

谨按：诸候详见本论。然内障为黑水神光昏翳，外障则有翳膜者是。今论中虽见诸候，而所用药多本风热，故并略云。然内障有因于痰热气郁、血热阳陷、阴虚脱营所致，种种病因，皆略之不议。况外障之翳，有起于内眦、外眦、睛上、睛下、睛中，当视其翳色从何络而来。如东垣治例：魏邦彦夫人目翳，从下而上，病自阳明来也。绿非五色之正，殆肺肾合而为病也。乃就画家以墨调腻粉合成色，谛视之，与翳色同矣。肺肾为病者无疑，乃泻肺肾之邪，而以入阳明之药为之使。既效，而他日复病作者三。其所从来之经，与翳色各异。因询此必经络不调，目病未已，问之果然。如所论治之，疾遂不作。若此凭其色，究其所兼所本之因，处治而不愈者，盖邪蕴日久而实，元气阴气不足所致也。当以王道论治庶可。但世俗不能守此理，遂致失明者矣。悲夫！

【点评】《眼科龙木论》认为眼科疾病可分内障、外障。本篇将两者的区别概括为"内障为黑水神光昏翳，外障则有翳膜"，十分精练且切合临床特点。

论瞳子散大

东垣曰：瞳子散大者，由食辛热之物太甚故也。所谓辛主散，热则助火，上乘于脑中，其精故散，精散则视物亦散大也。夫精明者，所以视万物者也。今视物不真，则精衰矣。盖火之与气，势不两立。故经曰：壮火食气，壮火散气。手少阴足厥阴所主风热，连目系，邪入中人，各从其类。故循此道而来攻，头目肿闷而瞳子散大，皆血虚阴弱故也。当除风热，凉血益血，以收耗散之气，则愈矣。

【点评】瞳子散大，治法重在"收耗散之气"。

论倒睫赤烂

东垣曰：夫眼生倒睫拳毛者，两目紧急，皮缩之所致也。盖内复热，则阴气外行，当去其内热并火邪，眼皮缓则眼毛立出，翳膜亦退，用手法攀出内睑向外，速以三棱针出血，以左手爪甲迎其针锋立愈。目眶岁久赤烂，俗呼为赤瞎是也。当以三棱针刺目眶外，以泻湿热而愈。

按：以上所论，可谓深达病情。然是证亦多是血热阴虚火动所致。盖血所以滋经脉、养毛发者也。故当外治以泻其瘀热，内治以杜绝其源可也。

【点评】探讨了倒睫拳毛的外治法，并指出本病的主要病因病机是"血热阴虚火动"。

论目不能远视为阴气不足

东垣曰：能远视不能近视者，阳气不足，阴气有余也，乃气虚而血盛也。血盛者，阴火有余；气虚者，气弱也。此老人桑榆之象也。能近视不能远视者，阳气有余，阴气不足也，乃血虚气盛。血虚气盛者，皆火有余，元气不足。火者，元气、谷气、真气之贼也。元气来也徐而和，细细如线；邪气来也紧而强，如巨川之水不可遏。

谨按：阳气者，犹日火也；阴气者，金水也。先儒所谓金水内明而外暗，日火内暗而外明者也。然人目眼，备脏腑五行精华，相资而神明，故能视，即此理之常也。虽经曰目得血而能视，殊不言气者，盖血得气为水火之交，而能神明之也。否则阴虚不能远视，阳乏不能视近，是为老人桑榆之渐。然学人于目病能求诸此，则思过半矣。

【点评】引东垣之说指出"能远视不能近视"（即今"远视"）与"能近视不能远视"（即今"近视"）的病因病机。远视主要因阳气不足，近视主要因阴气不足。

论目疾分三因

陈无择云：病者喜怒不节，忧思兼并，致脏气不平，郁而生涎，随气上厥，逢脑之虚，侵淫眼系，荫注于目，轻则昏涩，重则障翳，眵泪胬肉，白膜瞒睛，皆内所因。或数冒风寒，不避暑湿，邪中于项，乘虚循系，以入于脑，故生外翳，医论中所谓青风、绿风、紫风、黑风、赤风、白风、白翳、黄翳等，随八风所中，变生诸症，皆外所因。或嗜欲不节，饮食无时，生食五辛，热啖炙煿，驰骋田猎，冒涉烟尘，劳动外情，丧明之本，皆不内外因治之。

按：论中所言致证之因，至为详悉。惜乎其方多本于风热，及水脏阳虚处治而未备，学者当自为通变矣。

【点评】引陈无择《三因极一病证方论》，指出眼科疾病病因分为内所因、外所因、不内外因三大类。

论偷针眼

巢氏曰：凡眼内眦头忽结成胞，三五日间，便生脓汁，世呼为偷针。此由热气客在眦间，热搏于津液所成。但其势轻者，小小结聚，汁溃热歇乃瘥。

谨按：世传眼眦初生小胞，视其背上，即有细红点如疮，以针刺破，眼时即瘥，故名偷针，实解太阳经结热也。人每试之有验。然巢氏但具所因，而不更分经络，其诸名实，所过者多矣。

【点评】偷针即"针眼""麦粒肿"。本文认为本病是因太阳经结热所致。

先哲治验

东垣云：戊申六月，徐总管患眼疾，上眼皮下出黑白翳二点，隐涩难开，两目紧缩而不痛，两寸脉细紧，按之洪大而无力，乃足太阳膀胱为命门相火煎熬，逆行作寒水翳，及寒膜遮睛，呵欠，善悲健忘，嚏喷眵泪，时泪下，面赤而白，能食，大便难，小便数而欠，气上而喘，以拨云汤治之。

【点评】本处所言戊申，当为公元 1248 年。病人眼出黑白翳，隐涩难开，两目紧缩而不痛。两寸脉细紧，按之洪大无力，当为虚火夹太阳风寒。故东垣辨为太阳膀胱为命门相火煎熬，逆行作寒水翳，寒膜遮睛，故用拨云汤。拨云汤由黄芪、细辛叶、柴胡、生姜、荆芥穗、羌活、防风、藁本、生甘草、升麻、葛根、川芎、知母、当归身、黄柏组成，方中黄芪、当归身益气养血，知母、黄柏清降相火，细辛叶、柴胡、生姜、荆芥穗、羌活、防风、藁本、升麻、葛根、川芎辛散风寒邪气。

论瞳子散大并方论：

戊戌冬初，李叔和至西京，朋友待之以猪肉煎饼，同蒜醋食之，后复饮酒太醉，卧于暖坑。翌日病眼，两瞳子散大于黄睛，视物无的，以小为大，以短为长，卒然见非常之处，行步踏空，多求医疗，而莫之愈。至己亥春，求治于先师，曰：《内经》有云：五脏六腑之精气，皆注于目而为之精。精之窠为眼，骨之精为瞳子。又云：筋骨气血之精而为脉，并为系，上属于脑。又瞳子黑眼法于阴。今瞳子散大者，由食辛热之物过多故也。所谓辛主散，热则助火，上乘于脑中，其精故散。精散则视物亦散大也。夫精明者，所以视万物者也。今视物不真，则精衰矣。盖火之与气，势不两立。故经云：壮火食气，壮火散气。手少阴足厥阴所主风热，连目系，邪之中人，各从其类，故循此道而来攻。头目肿闷而瞳子散大，皆血虚阴弱故也。当除风热，凉血益血，以收耗散之气，则愈矣，滋阴地黄丸。《内经》云：热淫所胜，平以咸寒，佐以苦甘，酸收之。以黄连、黄芩大苦寒，除邪气之盛为君；当归身辛温，生熟地黄苦甘寒，养血凉血为臣；五味子酸寒，体轻浮上，收瞳子之散大，人参、甘草、地骨皮、天门冬、枳壳苦甘寒，泻热补气为佐；柴胡引用为使也。忌食辛辣物而助火邪，及食寒冷物损胃气，药不能上行也。

【点评】原案论述病因病机已十分清晰：病家食用辛热之物过

多，辛主散，热则助火，上乘于脑中，其精故散，精散则视物散大，瞳孔散大。故用滋阴地黄丸滋阴降火。

丹溪：一壮年人早起，忽视物不见，就睡片时，略见而不明，食减倦甚，脉缓大，重按则散而无力，意其受湿所致。询之，果卧湿地半月。遂以白术为君，黄芪、茯苓、陈皮为臣，附子为使，十余帖而愈。

【点评】阳气虚夹湿。卧湿地半月，湿邪伤阳，视物不见，食减倦甚。故投以白术、黄芪、茯苓、陈皮、附子。

丹溪：一老人忽盲，他无所苦，予以大虚治之，急煎人参膏二斤。服二日，一医与磁石药，予曰：今夜死矣。果然。

【点评】本案属大虚所致目盲，故丹溪投人参膏大补元气。另一医与磁石则重损元气，以至不治。

丹溪：一人形实，好饮热酒，忽目盲脉涩，此热酒所伤，胃气污浊之血，死其内而然。以苏木作汤，调人参末，服二日，鼻及两掌皆紫黑。予曰：滞血行矣。以四物加苏木、桃仁、红花、陈皮煎，调人参末服，数日而愈。以上治验三条见《丹溪纂要》

【点评】本案乃气虚血瘀所致，故先与苏木汤调人参末，再与四物汤加苏木、桃仁、红花、陈皮煎汤调人参末。

谦甫云：郎中张子敬，年六十七岁，病眼目昏暗，微黑色，皮肤不泽，六脉弦细而无力。一日出视治眼二方，问予曰：可服否？予曰：此二方以黄连大苦之药为君，诸风药为使，且人年五十，胆汁减而目不明。《内经》云：土位之主，其泻以苦，诸风药亦能泻土。人年七十，脾胃虚而皮肉枯，重泻其土，使脾胃虚而不能营运荣卫之气，滋养元气，胃气不能上行，隔气吐食诸病生矣。又况年高衰弱，此药不服可也。只宜慎言语，节饮食，惩忿窒欲，此不治之治也。子敬以明年春，除关西路按察使，三年致仕回还，精神清胜，脉遂平和，此不可妄服寒凉之剂也。《内经》云：征伐无过，是谓太惑，解之可也。

【点评】强调治高年眼病应时时顾护脾胃，不可滥用寒凉药。

海藏妻侄女形肥，笄年时得目疾，每月或二月一发，发则红肿难开，如此者三年，服除风散热等剂，左目反有顽翳，从锐眦遮瞳人，右目亦有翳，从下而上。经云：从内走外者，少阳病；从下上者，阳明病。予谓此少阳阳明二经有积滞也。脉短滑而实，晨则似短。洁古云：短为有积滞遏抑脏腑，宜下之。遂用温白丸，减川芎、附子三之二，多加龙胆草、黄连，如东垣五积法，从二丸加起，每日加一丸；如至大利，然后减丸；又从二丸加起，忽一日，于利中下黑血块若干，如黑豆大而硬坚，从此渐痊，而翳尽去。见《医学纲目》

【点评】瘀积在内，积滞脏腑，以下法而愈。

楼全善先生曰：夏枯草治目珠疼，至夜则疼甚者神效；或用苦寒药点之反疼者，亦神效。盖目珠者，连目本，又各系属厥阴之经也。夜甚及用苦寒药点之反甚者，夜与寒亦阴故也。丹溪云：夏枯草有补养厥阴血脉之功，其草三四月开花，遇夏至阴生则枯。盖禀纯阳之气也。至哉斯言。故治厥阴目疼如神者，以阳治阴也。予男至夜目珠及连眉棱骨作疼，头半边肿痛，用黄连膏点之，反大痛，百药不效；灸厥阴少阳，疼随止，半日又作；又灸又止，月余；遂以夏枯草二两，香附末二两，甘草四钱，同为细末，每服一钱半，用清茶调服，下咽则疼减大半，至四五日良愈。

一男子六十余岁，所患与前证皆同，但黑睛有白翳二点，诸药不效，亦以此药与东垣选奇汤，加四物汤，及黄连煎，间服，并灸厥阴少阳而安。

【点评】论述夏枯草治眼的机理及效果，按丹溪所言，夏枯草可补肝血。

附方

治风之剂

局方密蒙花散　治风气攻注，两眼昏暗，眵泪羞明，并暴赤肿。

羌活　白蒺藜炒　木贼　密蒙花　石决明各一两　菊花二两

上为末。每服二钱，茶清食后调下。

三因羌活散　治风毒上攻，眼目昏涩，翳膜生疮，及偏正头疼，目小，黑花累累者。

羌活　川芎　天麻　旋覆花　青皮　南星炮　藁本各一两

上为末。每服二钱，水煎，入姜三片，薄荷七叶。

按：以上并足太阳、厥阴药也。

【点评】风毒上攻清窍，偏正头痛，主要与足太阳膀胱经、足厥阴肝经有关，羌活、藁本走足太阳膀胱经，天麻、青皮、川芎走足厥阴肝经。方以羌活、川芎、藁本、天麻、南星、薄荷叶、生姜疏风止痛，青皮行气止痛，旋覆花降气。

东垣明目细辛汤　治两目发赤微痛，羞明畏日，怯风寒怕火，眼睫成纽，眵糊多，隐涩而难开，眉攒肿闷，鼻塞，涕唾稠黏，大便秘涩。

麻黄　羌活各三钱　防风二钱　藁本一钱　白茯苓一钱　当归尾一钱
川芎　细辛　蔓荆子各五分　荆芥穗一钱五分　生地黄一钱，酒制　椒八个
桃仁二十个　红花少许

上㕮咀。分作四服，每服水煎，食后热服。

按：此足太阳、厥阴、手少阴药也。

【点评】麻黄、羌活、藁本、蔓荆子等走足太阳膀胱经，防风、荆芥穗、川芎、当归尾等走足厥阴肝经，桃仁、红花、生地黄、细辛等走手少阴心经。方以麻黄、羌活、防风、藁本、细辛、荆芥穗辛温祛风明目，妙在配伍生地黄、川芎、桃仁、红花、当归尾和血理血，寓"血行风自灭"之义。

机要四物龙胆汤　治目赤，暴发云翳，疼痛不可忍。

四物汤各半两　羌活　防风各三钱　草龙胆酒拌炒，煎　防己各二钱
上㕮咀。作数服，水煎。

按：此足厥阴、太阴、太阳药也。

【点评】四物汤与龙胆草走足厥阴肝经，防风走足太阴脾经，羌活、防风、防己走足太阳膀胱经。方中四物汤和血理血，加羌活、防风、防己祛风，龙胆草清肝泻火。

防风饮子　治拳毛倒睫。黄芪　甘草　人参各一钱　葛根五分　细辛叶　蔓荆子　防风各五分　当归七分半

上咬咀。作一服，水煎，食后服。

按：此足太阳、阳明、手足太阴药也。

【点评】防风、蔓荆子走足太阳膀胱经，葛根走足阳明胃经，黄芪、甘草、人参走手足太阴肺、脾经。本方乃升阳散风之法，黄芪、人参、甘草、当归益气养血，和荆芥、防风、细辛叶、蔓荆子、葛根升阳、祛风。

治热之剂

局方洗心散　治风壅壮热，头目昏痛，热气上冲，口苦唇焦，咽喉肿痛，心神烦躁，多渴，五心烦热，小便赤涩，大便秘滞。

大黄煨　甘草　当归　芍药　麻黄　荆芥穗各六钱　白术半两

上为末。每服二三钱，生姜薄荷汤煎服。

按：此足太阳、阳明、厥阴、手足太阴经药也。今人多用之，故收入。然以白术合大黄入心，故名洗心。而从以麻黄、荆芥，亦是表里药。

【点评】麻黄走足太阳膀胱经，大黄走足阳明胃经，当归、芍药、荆芥穗走足厥阴肝经，白术、甘草走手足太阴脾经。心经有热，风热上冲，故见头目咽喉火热证候。方用大黄苦寒泻热，白术、甘草补土以缓大黄泻下，以泻心火，麻黄、荆芥穗疏风，当归、芍药养血和血入手少阴心经。

济生羊肝丸　治肝经有热，目赤睛疼，视物昏涩。

羊肝一具，生用，《局方》用白羊肝　黄连去须，为末

上先将羊肝去筋膜，于沙盆内捣烂，入黄连末，杵和，丸如梧子大。每五十丸，用熟水送下。

按：此手少阴、足太阴、厥阴药也。

东垣泻热黄连汤　治眼暴发赤肿疼痛。

黄芩酒制，炒　黄连同上制　草龙胆　生地黄各一两　升麻半两　柴胡一两

上咬咀。每服四钱，水煎去渣，于日午前饭后热服。

按：此手少阴、太阴、足阳明、少阳、少阴药也。

【点评】黄连走手少阴心经，黄芩走手太阴肺经，升麻走足阳明胃经，柴胡走手少阳三焦经，生地黄走手少阴心经。眼暴发赤肿疼痛，火毒上炎。方以黄芩、黄连、龙胆草清热解毒泻热，生地黄凉血清热，升麻、柴胡升举药性、疏散火郁。黄芩、黄连用酒炒，一则减芩连苦寒之性，二则芩连得酒性则行，以解火郁。

治风热之剂

局方明目流气饮　治风热上攻眼目，视物不明，常见黑花，当风多泪，隐涩难开。

大黄煨　牛蒡子炒　川芎　菊花　白蒺藜炒　细辛　防风　玄参　山栀　黄芩　甘草炙　蔓荆子　荆芥　木贼各一两　草决明一两半　苍术泔汁炒，二两

上为末。每二钱，临卧用温酒调下。

按：此手足三阴、足阳明、太阴药也。

【点评】牛蒡子、川芎、菊花、白蒺藜、细辛、防风、玄参、山栀、黄芩、蔓荆子、荆芥、木贼、草决明等走手足三阴经，大黄走足阳明胃经，苍术走足太阴脾经。风热上攻眼目，则以大黄、黄芩、山栀清热，牛蒡子、菊花、白蒺藜、细辛、荆芥、防风、蔓荆子、木贼疏风，草决明、苍术明目，玄参凉血解毒。诸药合用，疏散风热，火郁得除，故名"流气"。

洗肝散　治风毒上攻，暴作赤目，肿痛难开，隐涩眵泪。

薄荷叶　当归　羌活　防风　山栀仁　甘草　大黄　川芎各二两

上为末。每二钱，食后煎水调下。

按：此足太阳、厥阴、手足太阴药也。

【点评】羌活、防风走足太阳膀胱经，当归、川芎走足厥阴肝经，薄荷叶、山栀仁、大黄走手足太阴脾经。此方治风毒上攻于目，功能疏风清热明目，因肝开窍于目，故方名"洗肝散"，去肝窍火热风毒之义。方中以大黄、山栀仁清热解毒，其中山栀仁善解火郁，羌活、防风、薄荷叶疏风，当归、川芎调血和血，有"血行风之灭"之义。

钱氏泻青丸　治目暴发，赤肿疼痛。

当归　川芎　山栀　龙胆草酒拌炒焦　大黄　羌活　防风

上为末，蜜丸，鸡头子大。每一二丸。

按：此足太阳、少阳、太阴、厥阴药也。

【点评】羌活、防风走足太阳膀胱经，山栀、龙胆草走足少阳胆经，大黄走足太阴脾经，当归、川芎、龙胆草走足厥阴肝经。钱氏即北宋名医钱乙，泻青丸乃钱乙名方，收载于《小儿药证直诀》，方由当归、龙脑、川芎、山栀子仁、大黄、羌活、防风组成。本方在《小儿药证直诀》中原治儿科肝热抽搐，后李东垣运用此方治疗"斑后风热毒，翳膜气晕遮睛"，大效。故此方后亦成为眼科常用名方。因肝属木，色青，开窍于目，因此肝经火热所致眼科诸证，均可用此方。

东垣连翘饮子　治目中溜火，恶日与火，隐涩，小角紧，久视昏花，迎风有泪。

蔓荆子　生甘草　连翘各三分　柴胡二分　黄芩酒制，五分　生地黄　当归　人参　红葵花各三分　黄芪　防风　羌活各五分　升麻一钱

上㕮咀。作一服，水煎，食后热服。

按：此足三阳、少阴、厥阴药也。

神芎丸　治湿热内甚，目赤肿，或白睛黄色。

大黄　黄芩各二两　牵牛　滑石各四两　黄连　薄荷　川芎各半两

上为末，水丸，如小豆大。温水下十丸，至十五、二十丸。

按：此足阳明、厥阴药也。

东垣龙胆饮子　治肝眼流脓，生疳翳，湿热为病。

麻黄一钱半　黄芩炒　青蛤粉　羌活　草龙胆酒拌，炒焦，各三钱　蛇蜕皮　谷精草　川郁金　炙甘草各五分　升麻二钱

上为细末。每二钱，食后茶调服。

按：此足太阳、阳明、手足太阴药也。

以上六方，宜随表里而轻重之，亦不可例用。

【点评】龙胆草、黄芩、青蛤粉、谷精草清肝明目，麻黄、羌活、升麻、蛇蜕皮祛风明目，郁金解郁、凉血散血。龙胆草、黄芩清热燥湿，麻黄、羌活祛风胜湿，故湿热能去。

理血之剂

局方明目地黄丸　治男女肝肾俱虚，风邪所乘，热气上攻，目翳遮睛，目涩多泪。

牛膝酒浸，三两　　石斛　枳壳炒　　杏仁去皮尖，炒　　防风各四两　　生熟地黄各一斤

上为末，炼蜜丸，如梧子大。每三十丸，食前盐汤下。

按：此出太阳例，又气药也。

【点评】生地黄、熟地黄、牛膝、石斛均为补肝益肾、滋阴降火之品，防风祛风邪，枳壳、杏仁降气。故治肝肾两虚为风邪所乘，热气上攻之证。

简易加减驻景丸　治肝肾气虚，两目昏暗，视物不明。

熟地黄　当归各五两　　楮实子　川椒炒，各一两　　五味子　枸杞子各二两　　菟丝子酒制，半斤　车前子炒，二两

上为末，蜜糊丸，如梧子大。每三十丸，食前温酒下。

谨按：肝为相火，有泻无补，况阴水虚而阳火实病目者多。故此二方，盖补肝之阴虚也。颇有理，故收入。

【点评】本方为眼科名方。方中楮实子、五味子、枸杞子、菟丝子、车前子均为植物子类药，取类比象，五子能补肝肾而明

目。熟地黄、当归补血养肝、填精益肾，补肝肾之阴虚。川椒辛温和中，以行药力。

地芝丸　治目不能远视，能近视，或亦妨近视。

生地黄焙干　天门冬去心，各四两　枳壳二两，炒　甘菊花二两

上为细末，炼蜜为丸，如桐子大。茶清送下百丸，食后。

【点评】本方所治之证为肾水不足，阴精亏虚所致。治当滋阴降火，益肾明目。方中以生地黄养阴滋肾，凉血清热降火。天门冬滋阴降火补肾，以助生地黄。甘菊花清肝明目，益阴滋肾；枳壳降气以降火，引火下行，又行气以防生地黄、天门冬滋腻。

理气之剂

局方定志丸　治眼不能近视，反能远视者。

白茯苓　人参各三两　远志去心　菖蒲各二两

上为细末，炼蜜为丸，如梧子大，以朱砂为衣。每服七丸，至二三十丸，温米饮下，食后，日三服。

按：以上二方，手太阴、少阴药也。

【点评】本方所治之证为心气不足，心肾不交所致。治当补心益气，交通心神。方中人参补益心气，安神定悸，明目，《神农本草经》云人参能"补五脏，安精神，定魂魄，止惊悸，除邪气，明目，开心益智"。远志宁心安神，通肾气而强心气，心气足而神安，肾气足而志定，故能安定心神，交通心肾，心肾气足而目力充，《神农本草经》云本品能"利九窍，益智慧，耳目聪明，不

忘，强志"。茯苓补心益气，宁心安神；菖蒲开窍宁神，开心孔，通九窍，明耳目，引心气直达目窍。

济生桑白皮散　治肺气壅塞，毒气上攻眼目，白睛肿胀，日夜疼痛。

玄参　桑白皮　枳壳_炒　升麻　杏仁_炒　旋覆花　防风　赤芍
黄芩　甘菊花　甘草_炙　甜葶苈_{炒，各一两}

上为末。每四钱水煎，食后热服。

按：此又治风热之剂也，出太阳例。

【点评】按眼科五轮辨证，白睛为气轮，属肺。故白睛肿胀，日夜疼痛，辨为肺气壅塞，毒气上攻眼目。方中以桑白皮、黄芪、葶苈子清肺泻肺，玄参、升麻解毒，枳壳、杏仁、旋覆花降肺气，防风祛风辛散，赤芍清热凉血，菊花清肝明目。

养阳之剂

东垣神效黄芪汤　治浑身麻木不仁，或头面，或手或腿脚，麻木不仁，两目紧急缩小，及羞明畏日，或视物无力。

黄芪_{二两}　人参_{八钱}　炙甘草_{一两}　蔓荆子_{三钱}　白芍_{一两}　陈皮_{半两}

上咬咀。每五钱，水煎，临卧热服。

【点评】气血不能荣养经络，故见全身麻木不仁，治宗东垣之法。清阳不能灌注清窍，故两目紧急缩小、羞明畏日、视物无力。方用黄芪、人参、白芍、甘草、蔓荆子、陈皮益气升阳，类似补中益气汤，但不同之处在白芍滋阴养血，蔓荆子引清气上行，不伤阴血，气血并补，升提清阳而不温不燥。

益气聪明汤　治饮食不节，劳役形体，脾胃不足，得内障耳鸣，或多年目昏暗，视物不能，此药能令人目广大，久服无内外障耳鸣耳聋之患。

黄芪　甘草　人参各半两　升麻　葛根各三钱　蔓荆子一钱半　芍药　黄柏酒炒，各一钱

上㕮咀。每服三钱，水煎，临睡热服，近五更再服之，得睡更妙。如烦闷或有热，渐加黄柏，春夏加之，盛暑夏月倍之。若此一味，多则不效。

【点评】脾胃不足，清阳不升，清窍失养，故目昏目暗、耳鸣耳聋。方用黄芪、人参、甘草益气，芍药、黄柏滋阴降火，升麻、葛根、蔓荆子升举清阳。益气养血升阳，清窍得养，则目之视力、耳之听力得以保养，耳聪目明，故名益气聪明汤。

人参补胃汤　治劳役所伤，饮食不节，内障昏暗。
前黄芪汤减陈皮，再减半，加黄柏一两，酒拌透。

上㕮咀。每服三四钱，水煎，食远稍热服，后两目广大，视物如童时，觉两脚踏地，不知高低。盖冬天多服升阳药故也。病减住服。

按：以上手足太阴、少阴药也。

滋阴之剂

东垣连柏益阴丸

羌活　独活　甘草　当归尾制　防风　五味子各半两　石决明烧，

三钱　草决明　细黄芩　黄柏　知母　黄连<small>酒拌炒,各一两</small>

上为细末，炼蜜为丸，如绿豆大。每服五十丸，渐加至百丸，食远茶清送下，常多服补阳汤，少服此丸。

滋阴肾气丸　此壮水之主以镇阳光。

熟地黄<small>三两</small>　牡丹皮<small>半两</small>　生地黄<small>四两</small>　泽泻　茯苓<small>各二两半</small>　当归尾　山茱萸　柴胡　五味子　干山药<small>各半两</small>

上件于石臼中杵为细末，炼蜜为丸，如桐子大。每服五七十丸，盐汤空心服。

按：以上并少阴药也。

【点评】本方由六味地黄丸（肾气丸去附子、桂枝）加柴胡、五味子、当归尾而成。本方能滋阴补肾，故云壮水之主以镇阳光。

养阳滋阴之剂

局方菊睛丸　治肝肾不足，眼目昏暗，常见黑花多泪。

枸杞子<small>三两</small>　苁蓉<small>酒浸,炒</small>　巴戟<small>去心,各一两</small>　甘菊花<small>四两</small>

上为末，炼蜜为丸，如梧子大。每五十丸，温酒盐汤，食远任下。

【点评】本方所治之证为肝肾两虚所致。诸药合用，阴阳并补，肝肾同养，补肝益肾而明目，暖精化气以止泪。

东垣滋阴地黄丸　治眼目瞳子散大于黄睛，视物无的，或卒然见非常之处。

熟地黄一两　生地黄一两半　柴胡八钱　天门冬　炙甘草　枳壳各三钱　人参　地骨皮各二钱　黄连　五味子各三钱　黄芩　归身各半两, 酒拌, 焙

上为细末, 炼蜜为丸, 如绿豆大。每百丸, 温茶清送下, 日进三次。忌辛辣、生冷之物。

按: 此二方, 足少阴之剂也。前方主右肾, 此主左肾之药, 故亦异尔。

【点评】滋阴降火之方。阴虚火旺, 上冲于目, 瞳子散大。方用熟地黄、生地黄、天门冬、当归身滋阴补肾、养阴降火, 合人参气阴双补, 地骨皮、黄芩、黄连降火, 枳壳降气, 柴胡入肝经, 五味子收敛瞳子。

补阳汤　治阳不胜其阴, 乃阴盛阳虚, 则九窍不通, 令青白翳见于大眦, 及足太阳少阴经中郁遏, 足厥阴肝经气不得上通于目, 故青白翳内阻也。当于太阳少阴经中, 九原之下, 以益肝中阳气, 冲天上行。此当先补其阳, 后于足太阳太阴标中标者, 头也, 泻足厥阴肝经火, 下伏于阳中, 乃次治也。《内经》云: 阴盛阳虚, 则当先补其阳, 后补其阴, 此治法是也。每日清晨, 以腹中无宿食, 服补阳汤, 临卧, 服益阴丸。若天色变, 大寒大风, 并劳役, 预日饮食不调, 精神不足, 或气弱, 俱不得服。候体气和平, 天气如常服之。乃先补其阳, 使阳气上升, 通于肝经之末, 利空窍于目矣。

羌活　独活　甘草　人参　熟地黄　黄芪　白术各一两　泽泻研为末　陈皮各半两　生地黄炒　白茯苓去皮　知母炒, 各三钱　柴胡去苗, 三两　防风去芦　白芍药各半两　肉桂去皮, 一钱　当归身去芦, 酒制, 三钱

上同为粗末。每服半两, 水三盏, 煎至一盏, 去滓, 空心宿食消尽服之。

【点评】阳不胜其阴，则九窍不通，亦宗东垣升阳之法，使阳气上升，通肝经之末、利空窍于目。

冲和养胃汤　治内障眼，得之脾胃元气衰弱，心火与三焦俱盛，饮食失节，形体劳役，心不得休息，故上为此疾，服之神效。

柴胡七钱　防风半两　羌活　炙甘草　黄芪各一两半　当归制　白术　升麻　人参　葛根各一两　白芍六钱　白茯苓三钱　干姜一钱　五味子二钱　黄芩　黄连各七钱

上咬咀。每五六钱，水煎，食远稍热服。

按：以上足三阳、手足太阴药也。

【点评】脾胃元气虚衰，阴火独胜。故以人参、黄芪、白术、茯苓、干姜、当归、五味子、炙甘草配伍柴胡、升麻、羌活、防风、葛根益气升阳，黄芩、黄连、白芍以制阴火，升中有降，降中寓升，升降相宜。

治障翳诸方

龙木论还睛丸　治眼内赤涩有花，或黑，或白，或红，皆因肝脏积热，肺受风邪。初患之时，宜令针治诸穴，内服此。

人参　桔梗　黄芩　熟地黄　防风　茺蔚子　车前子　知母各二两　玄参半两　细辛　五味子各二两半

上为末，炼蜜为丸，如梧子大。空心茶下十丸。

按：本论治内障诸方，与此相类者数多，姑存此法。

【点评】人参、熟地黄益气养血，黄芩、知母、玄参清热凉血，防风、细辛辛温祛风，茺蔚子、车前子、五味子明目。

局方蝉花无比散 治大人小儿风毒伤肝，或为气攻，一切眼目昏暗，渐生翳膜，或久患头风，牵搐两眼，渐渐细小，连眶赤烂。

茯苓　甘草炙　防风各四两　川芎　石决明盐水煮熟，研如粉　羌活　当归各三两　赤芍十两，炒　蒺藜炒，半斤　蝉蜕一两　苍术十二两　蛇蜕一两

上为末。每三钱，食后米泔调服，茶清亦得。

按：此足三阳、太阴、厥阴药也。

蝉花散 治肝经蕴热，毒气上攻，眼目赤肿，多泪羞明，一切风热昏翳。

谷精草　菊花　蝉蜕　羌活　甘草炙　白蒺藜炒　草决明　防风　山栀　川芎　密蒙花　木贼　荆芥穗　黄芩　蔓荆子各等分

上为末。每二钱，食后茶清调下。

按：此足太阳、少阴、厥阴、手太阴药也。

【点评】证属肝经蕴热、毒气上攻，故用清肝宣散法。方中用谷精草、菊花、决明子、山栀、黄芩、密蒙花清肝而明目退翳，用蝉蜕、白蒺藜、木贼祛风退翳，用羌活、防风、川芎、荆芥穗、蔓荆子祛风宣散，以散火郁。

本事方羊肝丸

菟丝子　车前子　麦门冬　决明子　茯苓　五味子　枸杞子　茺蔚子　苦葶苈　蕤仁　地肤子　泽泻　防风　黄芩　杏仁炒　细辛　桂心　青葙子各一两　熟地黄一两半　白羖羊肝只用子肝，一片，薄切，新瓦上炒干

上为细末，炼蜜为丸，如梧子大。每服三四十丸，温水下，日三次。

按：此足太阳、少阴、手太阴、少阴药也。

【点评】本方为养肝明目之方。

秘方拨云退翳丸　皇统年间，医官刘昌祖传于世。

栝楼根　枳实　甘草炙　蔓荆子焙　薄荷各半两　川芎　木贼浸一宿焙　密蒙花　荆芥穗　地骨皮　羌活　白蒺藜　甘菊花各一两　蛇蜕　黄连各三钱　川椒七钱半，炒去目　当归一两半，酒浸，焙干　蝉蜕三钱

上为细末，炼蜜为丸。每两作十丸，每服一丸，食后临卧，日进三服。翳者，米泔水下；睛暗，当归汤下；内障，木香汤下。

按：此足太阳、厥阴、手少阴药也。然翳膜之疾，有气血虚实，或夹痰热七情六淫，或阴火动湿热致者。种种不同，皆宜求责。但以上法，不能以尽病情之变，学人宜扩充焉。

【点评】本方为清肝明目、疏风退翳之方。

点洗诸方

局方汤泡散　治肝经风热上壅，眼目赤涩，睛疼多泪。

赤芍　当归　黄连各等分

上为末。每二钱，汤炖调热洗，日三五次。《御药院方》加荆芥。

三因立胜散　治风热攻眼，隐涩羞明肿痛。

黄连　秦皮　防风　黄芩等分

上㕮咀。水煎热，用新羊毫笔蘸刷洗眼。

金露膏　除昏退翳，截赤定疼。

蕤仁槌碎　黄丹各一两　黄连半两　蜜六两

上先将黄丹炒令紫色，入蜜搅匀，下长流水四升，以嫩柳枝五七茎，一把定搅之，次下蕤仁，候滚十数沸，又下黄连，用柳枝不住手搅，熬至升七八合，罩篱内倾药在纸上，慢慢滴之，勿令尘污。如有瘀肉，加硇砂末一钱，上火上慢开，入前膏子内用。《龙木论》云：患伤寒热病后，切不可点，恐损眼也。斯言可以为药禁云。

宝鉴春雪膏　治风热上攻，眼目昏暗，痒痛隐涩难开，多眵泪，羞明疼痛，或生翳膜。

黄连四两，剉，用童便二升浸一宿，去连，用淬甘石　好黄丹六两，水飞　硇砂一钱，细研，水调在盏内，炖干为度　白丁香五分　乳香　乌贼骨烧存性　当归各三钱　麝香　轻粉各少许　南炉甘石十二两，淬，便汁浸

上各研另贮，先用好蜜一斤四两，炼去蜡，却下甘石末，不住手搅，次下丹，次下诸药末，不住手搅至紫金色，不粘手为度，搓作挺子。每用一粒，新水磨化，时时点之。忌酒、湿面、荞麦。

拔萃方嗜药　治偏头疼眼疾。

苍耳头　薄荷叶　盆硝　石膏各一钱，乱文者　乳香　华细辛　川芎各五分

上为极细末。早午夕三时嗜鼻。《宝鉴方》无苍耳、乳香、细辛，有荆芥、桔梗。

蟾光膏　治远年病目，不通道路，退去云膜，须用十二月开成日合。

白砂蜜四两，用隔年葱根去须皮，切短，与蜜一同熬，去白膜，候葱熟为度，以绵滤净，纸取蜡面　黄丹　密陀僧各水飞，三钱，生用　炉甘石火煅，五钱，水飞

以上三味，研极细，倾入前蜜中，桃柳无节者各一枝，搅匀。

川芎　当归　赤芍　杏仁汤泡，去皮尖，各半两　黄连去芦净，二两　秦皮　诃子皮　防风　石膏　玄精石　井泉石　无名异　玄参　代赭石　石决明以上十味各三钱

咬咀。用雪水或长流水五升，于银器内熬至二升，滤去滓净，再熬至一升，倾入前药蜜内，银器内慢火熬紫金色时，再下后药，勿令过火。

乳香　没药　琥珀　朱砂　蕤仁各三钱

以上五味先干研极细，入蕤仁研细，水飞澄清极细，方倾入前药，一同复熬，以箸点药于水中不散为度，勿令过与不及，取下，于土中埋七日，取出，置于银器或瓷器中，如法收贮，便再添入后细药，以桃柳枝搅匀。

南硼砂　珍珠　龙脑　珊瑚枝各一钱　麝香五分

上五味，研极细，入药中封定，如有取不尽药，用净水斟酌洗渲熬过，另于洗眼或膏子稠了，倾些小调解。

灸雀目疳眼法

《宝鉴》云：小儿雀目，夜不见物，灸手大指甲后一寸内 横纹头白肉际，灸一炷，如小麦大。

小儿疳眼，灸合谷二穴各一壮，炷如小麦大，在手大指次指两骨间陷者中。

按：灸法，详见《资生》等经，兹不备录。

【点评】本节为眼科外用方较为集中的一节。各方多以清肝泻火、明目退翳、祛风疏散的药物为主，对后世眼科外治方药有一定影响。

附东垣诸先生治法

拨云汤　治法见前东垣先生治徐总管条。

黄芪一分　细辛叶五分　柴胡七分　生姜五分　荆芥穗一钱　羌活防风各一钱半　藁本　生甘草　升麻各一钱　葛根　川芎各五分　知母归身各一钱　黄柏一钱半

作一服，水煎，稍热服，食后。

助阳活血汤　治眼发之后，犹有上热，白睛红上壅，无疼痛，隐涩难开，多眵泪。

防风　黄芪　炙甘草各五分　蔓荆子二分　归身酒制，五分　白芷三分升麻七分　柴胡五分

作一服，水煎，临卧稍热服。

【点评】黄芪、当归身、升麻、柴胡诸药合用益气升阳助阳，防风、白芷、柴胡、蔓荆子祛风明目，辛散则活血散血，故称助阳活血汤。

神效明目汤　治眼棱紧急，致倒睫拳毛损目，及上下睑赤烂，睛赤疼痛昏暗，冷泪常流下，则眼涩难开，眵泪皆满眼。

葛根一钱半　甘草炙　防风各一钱　蔓荆子五分　细辛二分　一法，加黄芪一钱

作二服，水煎，临卧稍热服。

广大重明汤　治两目睑皆焮热赤肿作痛，楞生疮，多眵泪，隐涩不能开视，及眼睑痒，搔之至破者，并皆治之。

草龙胆酒炒　防风　生甘草　细辛各一钱

各杵如麻豆大，内甘草不到，只作一梃，先以水一碗半，煎草龙胆一味，至一半，再入余三味，煎至小半碗，滤去滓，用清汁带热洗，以重汤坐令热，日用五七次。每洗毕，合目须臾。如胬肉泛长及痒，亦验。

【点评】龙胆草清肝泻火消肿，防风、细辛祛风，合龙胆草则发火郁。

五秀重明丸　治翳膜遮睛，隐涩昏花。常服清利头目。

干菊开头，五百朵　荆芥穗五百穗　楮实子五百粒　木贼去节，五百茎　川椒五百粒，炒去目

为末，炼蜜为丸，弹子大。每服一丸，细嚼，徐徐咽下。

【点评】花果为植物之美好者，故曰秀。本方用干菊、荆芥穗、楮实子、木贼、川椒五种花果，故称五秀。花果多能明目。

升阳柴胡汤

羌活　独活　甘草根　归身　熟地黄各一两　人参　黄芪　白术各半两　泽泻三钱　白芍药一两　陈皮　白茯苓　防风各三钱　肉桂五分　柴胡一钱半　生地黄酒炒，半两　楮实子酒拌，半两　知母酒制，三钱，夏月加至五钱

每服五钱，水煎，稍热服，食后。另合一料，炼蜜为丸，如桐子大，食远茶清送下五十丸。每日与前药各一服。如天气热甚，加五味子三钱或五钱，天门冬五钱，更加芍药、楮实子各五钱。

【点评】方中用人参、黄芪、白术、茯苓、甘草、熟地黄、当归身、白芍等补气养血，合用羌活、独活、防风、柴胡升阳。

芎辛汤　治两目昼夜隐涩难开，羞明畏日，目赤视物昏暗，神效。

芎劳　蔓荆子各五分　细辛二分　防风一钱半　甘草　白芷各一钱

作一服，水煎，临卧稍热服。

【点评】外受风邪，两目昼夜隐涩难开，羞明畏日，目赤视物昏暗，故以诸药祛风明目。

羌活退翳丸　治内障，右眼小眦青白翳，大眦微显白翳，脑痛，瞳子散大，上热恶热，大便时难，小便如常，遇天热暖处，头痛睛胀，能食，日没后天阴则昏暗，此证亦可服滋阴地黄丸。

熟地黄八钱　生地黄酒制　归身酒制，焙　黄柏制，各半两　川芎三钱
芍药一两二钱　防己二钱，酒制　知母三钱，酒制　茺蔚子半两　牡丹皮三钱
丹参半两　寒水石一两，生用　柴胡半两　羌活三钱　黑附子一钱，炮

为细末，炼蜜为丸，如小豆大。每服五七十丸，白汤送下，随以食压之。忌言语。以上俱见《东垣试效方》。

【点评】方中虽用黑附子，但有生地黄、熟地黄、黄柏、知母、牡丹皮、寒水石制其热性，因此附子在此非温阳之义，而功在于祛风止痛、温通解郁。

保命当归汤　治风热上攻，瞳子散大。

当归身　黄芩各二钱　黄连　柴胡各一钱　熟地黄三钱　芍药二钱
甘草炙，三钱

分三服，水煎，临卧温服。

瑞竹四神丸　治肾经虚损，眼目昏花，补虚益损，及云翳遮睛。

甘州枸杞子一斤，拣色赤滋润者作四分，用酒一杯润之，一分川

椒一两同炒，一分小茴香一两同炒，一分用芝麻一合同炒，一分独炒用。

炒过，将川椒等筛去不用，再加熟地黄、白术、白茯苓各一两，共为细末，炼蜜为丸，如梧桐子大。每服五七十丸，空心温酒送下。或加甘菊花一两_{见《医学纲目》，新增。}

【点评】方出元代萨迁所撰《瑞竹堂经验方》。本方主治肾经虚损所致眼目昏花、云翳遮睛，功能补虚。方中枸杞本可滋阴补肾明目，分作四份炒，与川椒、小茴香、芝麻同炒则能滋阴补阳，阴阳并补，补肾之力大。加熟地黄、白术、茯苓益气养血。或加甘菊花则明目。诸药同用，补肾明目，适用于肝肾亏虚、气血不足所致眼病。

补肝散　治肝风内障，不痛不痒，眼见花发黄白黑赤，或一物二形难辨。

羚羊角　防风_{各二两}　羌活　人参　车前子　茯苓　细辛　玄参　黄芩_{各一两}

为末。食后，米饮调服一钱。

简要补肝散　治肝虚目睛疼，泪出不止，筋脉痛，及羞明怕日。

夏枯草_{四两}　香附子_{一两}

为细末。每服一钱，茶清调下。

【点评】肝血虚而生虚热，则见目疼、羞明、流泪不止，夏枯草清肝热、补肝血，香附疏肝行气和血。

羚角饮子　治绿翳内障，头旋额痛，眼内痛涩者。

羚羊角　防风　知母　人参　茯苓　玄参　桔梗_{各二两}　细辛_{三两}

黄芩　车前子_{各一两}

为末。每服三二钱，水煎，食后温服。

肾脏风眼

四生散　治肾风上攻，眼目作痒，或作昏花。

白附子　黄芪　独活　蒺藜_{各等分}

为末。每服二钱，用猪腰子一枚，批开入药，湿纸包裹，煨熟细嚼，盐汤下；风癣，酒下。

【点评】猪腰子补肾，盐汤引入肾，黄芪益气，白附子、独活祛风，蒺藜祛风明目。

小儿五脏目疾

天麻丸　治小儿肝疳，风疳，眼疳。

青黛　黄连　天麻　五灵脂_{去石}　夜明砂_炒　川芎　芦荟_{各一钱}龙胆草_{酒拌，炒焦}　防风　蝉蜕_{各一钱半}　全蝎　麝香_{少许}　干蟾头_{二钱，}_{炙焦}

为末，猪胆汁浸糕丸，如麻子大。每服十丸，薄荷汤下。

【点评】全方以消疳清热、疏风明目为治。夜明砂、黄连、干蟾头、芦荟等都是常用的消疳之品。

生犀散　治小儿心经虚热，目内淡红。

犀角_{镑末，二钱}　地骨皮　赤芍药　柴胡　干葛_{各一两}　甘草_{半两}

为末。每服二三钱，水煎熟，入犀角，食后服。

泻黄散　治小儿胃热，眼目作痛。

藿香七钱　山栀一两　石膏半两　甘草七钱五分　防风四两

用蜜酒拌，微炒，为末。每服二三钱，水煎服。

【点评】方原出自钱乙《小儿药证直诀》，清脾胃之热。

生熟地黄散　治小儿疳蚀眼患，闭合不开，羞明畏日，或生内障。

生地黄　熟地黄各一两　当归二钱半　麦门冬去心，半两　枳壳米泔洗，炒
防风　杏仁去皮尖，炒　甘草　赤芍药各二钱半

为末。每服三二钱，黑豆七粒，煎豆熟，去渣服。

三味芦荟丸　治黑水凝翳内障，不痛不痒，微有头旋胀涩者。

芦荟　甘草各一钱　羚羊角蜜炙，二两

为细末，炼蜜为丸，如梧桐子大。空心茶清下十丸。

九味芦荟丸　治三焦及肝胆经风热，目生云翳，或瘰疬耳内生疮，寒热作痛，或肝火肌体消瘦，发热作渴，饮食少思，肚腹不调，或肝疳口内生疮，牙龈溃烂，或牙齿蚀落，颊腮腐烂，发热口渴，饮食少用，下部生疮等症。

芦荟半两　胡黄连　当归　龙胆草酒浸炒　芍药　川芎　芜荑各一两
木香　甘草炙，各三钱

上为末，茯神糊丸，麻子大。每服五七十丸，滚汤下。

地黄丸　治小儿肝肾虚热，眼目生翳，或赤烂等症，如变疳症。当兼服芦荟肥儿二丸。详见《家居医录》卷六

熟地黄捏碎秤，八两，酒拌杵膏　山药　山茱萸肉各四两　白茯苓　泽
泻　牡丹皮各三两

上各另为末，入地黄膏和匀，加炼蜜少许，丸如梧桐子大。量儿大小，空心服。

肥儿丸　治食积发热，眼目生翳等症。

黄连_炒　芜荑_炒　神曲_炒　麦芽_炒

上各另为末等分，水和丸。量儿大小，空心服。

　　【点评】芜荑杀虫消疳，神曲、麦芽消食，炒黄连清食积之热。

通顶散　治小儿脑热，脑枕骨疼，闭目不开，或头风痛，攒眉啼哭，并赤目。

川芎　薄荷_{各半两}　茵陈　甘草_{各四钱}　朴硝_{三钱，甜硝亦可}

为末。用少许吹鼻中既效。如要嚏喷，加踯躅花一钱，只用朴硝吹鼻亦止。

一方，用好坏胭脂子，水调涂眼眶。

决明散　治痘疹入眼。

决明子　赤芍药_{各一钱半}　甘草_{一钱}

为末。每服一钱，蜜水调服。_{以上方见《小儿袖珍方》}

密蒙散　治小儿痘疹，及诸毒入眼。

密蒙花_{一钱半}　青葙子_{一钱}　决明子　车前子_{各五分}

为末。羊肝一片，破开，掺药在内，仍合之，湿纸数重包裹，灰中煨熟，空心食之。

通圣散　治小儿疮痘入眼，及生翳障。

白菊花　绿豆皮　谷精草_{去根，各一两}

为末。三岁一钱，干柿一枚，生粟米泔一盏，同煎，候泔尽，将柿去蒂核，不时食之，日用二三枚，近者五七日，远者半月，全效。

蛤粉散 治小儿疮痘入目。

谷精草 蛤粉各等分

为末。三岁一钱，猪肝二两，批开，掺药在内，以竹叶包裹，以线束定，水一碗，煮熟，入瓷瓶内熏眼，至温，取食之。

蛇皮散 治小儿疮痘入目成翳。

栝楼根 蛇皮炙黄，等分

为末。三岁一钱，羊子肝一片，批开，入药末在内，以线束定，米泔水煮熟食之。

蝉蜕散 治小儿斑疮入眼，半年以里者，一月取效。

猪悬蹄甲二两，罐子内盐泥固济，烧存性 蝉壳一两 羚羊角一分

为末。三岁一钱，猪肝汤调下，食后服，日三服，一年之外难治。

二粉散 治小儿斑疮入眼。

轻粉五分 粉霜一钱

上研匀，用绵裹。如人患左眼，塞入左耳内，患右眼，塞入右耳内，所患眼便开得，其疮自愈。以上方见《全婴集》

海藏云：东垣先生治斑后风热毒，翳膜气障遮睛，以泻青丸治之大效。初觉，易治。《保命集》云：非斑后翳膜，亦能治之，泻青丸减大黄一半用之。以上方见《医学纲目》

羌菊散 治小儿肝脏壅热，眼生浮翳。

羌活 防风 山栀各一分 甘草 菊花 白蒺藜炒，去尖，各半两

为末。三岁五分，食后，蜜汤调下，日三服。

【点评】羌活、防风为祛风要药，山栀、菊花清热明目，白蒺藜明目退翳。

二草散　治小儿疳眼睛疼，并赤眼肿痛。

甘草　龙胆草_{酒炒}　当归　细辛_{各一钱}

为末。三岁一钱，水半盏，砂糖少许，煎三分，食后服。

三黄丸　亦治疳赤眼。若因泻痢后，疳眼昏涩，大便不实者，用六神丸、六甲丸，并暖疳药。

鸡肝散　治小儿疳眼，不赤不肿不疼，但开畏明光，此药治之。

川乌_{大者，去皮，一枚，生}　好坏子_{一字}

为末。五岁一钱，雄鸡肝一具，净洗去筋膜，竹刀薄切开，掺药在内，箬叶包裹，麻皮扎定，用米泔水半盏，瓷器中煮熟，切作片，空心，临冷食之，将煮肝汤送下。又有脑热闭目，鼻内干燥，用通顶散治之。_{方见前}

小儿雀盲眼

还明饮　治小儿每至夜不见物，名曰雀目。

夜明砂　井泉沙　谷精草　蛤粉_{各等分}

为末，煎黄蜡丸，鸡豆肉大。三岁一丸，猪肝一片切开，置药于内，麻皮扎定，沙瓶内煮熟，先熏眼，后食之。

合明散　治小儿雀目，至夜不见物。

楮实子　覆盆子_{酒浸}　车前子_{酒蒸}　石斛_{各一两}　沉香_{另研}　青盐_{别研，各半两}

为末，炼蜜为丸，如桐子大。每服七十丸，空心盐汤下。

小儿肝脾等眼疾

养肝丸　治小儿肝血不足，眼目昏花，或生眵泪。

当归_{酒浸}　车前子_{酒蒸，焙}　防风_{去芦}　白芍药　熟地黄_{酒蒸，杵膏}　蕤仁_{别研}　川芎　楮实子_{各等分}

为末，炼蜜为丸，如桐子大。每服七十丸，滚汤下，不拘时服。

车前子散　治小儿肝经积热，上攻眼目，逆顺生翳，血灌瞳子，羞明多眵。

密蒙花　羌活　菊花　粉草　白蒺藜　草决明　车前子_炒　黄芩　龙胆草_{净洗，各等分，炒}

为末。每服二钱，食后，饭汤调服。_{以上四方见《袖珍方》}

草龙胆散　治小儿暴赤火眼，昼夜涩痛，作肿泪多。

草龙胆　木贼　荆芥　菊花　防风　草决明_{半生半炒}　甘草_{各等分}

每服二钱，水煎温服。痛甚，加羌活、乳香。

明目饮　治小儿脾蕴热，肝受风邪，致两目羞明，经久不愈。

山栀仁　香附子_{净，各一两}　夏枯草_{半两}

每服二钱，入蜜一匙，水煎服。_{以上方见《活幼心书》}

【**点评**】方中山栀仁、夏枯草清肝脾风热，香附入肝行气活血。入蜜一匙，一可护中，二可调味，便于小儿服用。方虽简易，却切中病机，药简而效宏。

飞丝尘垢入目

治飞丝入目，用头垢点入目中即出，神效。

飞丝入眼，用柘树浆点了，用绵裹箸头蘸水，于眼上缴拭涎毒。

又方　飞丝入目，以火麻子一合杵碎，井花水一碗浸搅，却将舌浸水中，涎沫自出，神效。

一方　茄子叶杵碎，加麻子法尤妙。

丹溪：飞丝落入眼中，红肿如眯，痛涩不开，鼻流清涕。用京墨浓磨，以新笔涂入目中，闭目少时，以手张开，其丝自成一块，看在眼白上，却用绵轻轻拭出则愈。如未尽，再治。

眯目，盐与豉置水中浸之，视水，其渣立出。_{孙真人方}

《千金》：治稻麦芒入眼，以新布覆眼上。将蛴螬从布上摩之，其芒自着布上。

山居物落眼中。用新笔蘸水缴之。

又方，浓研好墨点，立出。

【点评】本节汇集了不少经验效方，有一定参考意义。

方名索引